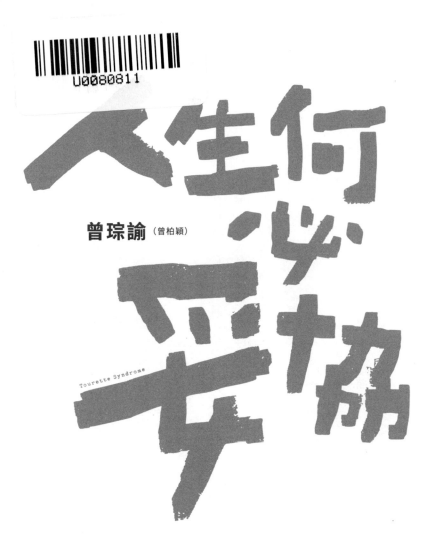

人生何必妥協

曾琮諭（曾柏穎）

Tourette Syndrome

就算跟別人不一樣，也要活得理直氣壯

目次

推薦序

那些獨自黑暗的夜：佩服你，也祝福你

暢銷圖文作家、國小教師
——大坦誠

我永遠記得，我在國一的時候才真正確定自己的ＡＤＨＤ（Attention Deficit Hyperactivity Disorder，注意力不足過動症）可能好不起來。我相信，每一位得過「無法痊癒的病」的患者（尤其是在年少時期罹病的患者），都曾經在深夜問自己一個問題：「如果我的病好不起來，怎麼辦？」

那個夜晚，我一個人在床上流淚，淚水浸溼了枕頭，但我又知道，明天太陽出來淚痕會乾，可是病不會好。

是啊！好不起來，該怎麼辦？

琮諭（柏穎）在這本書裡，用自己的故事回答了上面的問題。但我閱讀這本書的時候，又問了自己一個問題：「琮諭替我們解答了，那麼當初沒人為琮諭解答，他是怎麼活下去的？」是啊！一個擁有強迫症和妥瑞症的少年，度過了無數個比我更加黑暗、獨自哭泣的夜晚，他是怎樣長成偉大的英雄的？

之所以會稱呼琮諭是「英雄」，是因為在報章雜誌上，我們都能知道琮諭的偉大事蹟：他是二〇一五年總統教育獎得主、NHK全球反霸凌紀錄片臺灣區主角、成立臺灣妥瑞人協會……。能夠藉此機會認識琮諭，是我的榮幸。我在教育大學時期最敬重的摯友，自小也是妥瑞症的患者，雖然她在長大後幾乎痊癒，但她跟訪談影片中的琮諭一樣，謙虛、善良，也因堅毅的特質而讓人敬佩不已。

只不過報章雜誌沒有詳細提到的是，孤獨的少年琮諭，花費了多少心力，才建構了現在與未來的橋樑。幸好，這本書裡的每一段話，都像一塊磚頭，讓我們能夠知道琮諭是如何把這座橋樑搭起來的。其中，最讓我難忘的一段話，就看得我鼻酸又欽佩：

「我想到十五年前的自己，會為了討好別人而做出自己不喜歡的事，為的只是換到那麼一點點友情，現在的我絕對不會這麼做。」

被這個世界重創過，卻仍然對世界懷抱熱情和勇氣的人，真的非常不容易啊！

遍覽全書，會發現每一塊由文句組成的「磚頭」，都帶有琮諭倔強又樸實的奮鬥及吶喊；這些奮鬥中帶有強迫症男孩的眼淚，這些吶喊裡帶有妥瑞症少年的艱苦，而眼淚與艱苦，都使琮諭的路途更加顛簸，卻又在顛簸後加倍穩固。

這本書，寫下一位被禁錮在校園裡的少年，最後終於拿到英國倫敦大學學院，以及美國喬治華盛頓大學的入學通知書，並且受邀前往哈佛大學演講的過去，也寫下奮鬥中的琮諭的近況，更寫下無數患有妥瑞症的孩子們可以期待的未來。

也許妥瑞症會一直在琮諭的生命中徘徊，但他卻沒有停留在原地。他一直往前走，走過寬廣的世界、走過父親臨終前的關懷、走過自己曾經想要當救生員的夢、走過故事開始時那張草草頒發的國中畢業證書與同學充滿惡意的折半的原子筆、走過妥瑞症獨有的痛苦與餽贈、走過黑夜的盡頭，是感動自己也照亮別人的光。

琮諭，佩服你，也祝福你。

推薦序

承接生命裡的柔軟，勇敢扛起生命的重量

知名藝人——邵庭

每個人的一生中都要承受很多不同的重量，來自家庭、親情、同儕、現實……等各種不同的重量，好多好多。身為妥瑞兒的我、我們，從小就承受了很多來自於旁人不理解的「重量」，甚至是自我質疑的「重量」。

多年前我向社會大眾說出了我有妥瑞症的這件事情，原本還擔心因為自己身在以「美麗」為基本指標的演藝圈裡，會不會因此遭到淘汰。但隨之而來的是滿滿的溫暖與支持，至今我都還是很肯定自己當初做的決定是絕對正確的，也因此我才有機會可以認識琮諭（柏穎）。

在我的印象裡，琮諭是一個好熱情活潑的大男生，很喜歡雪寶！認識的這些年裡，我們其實也只有為數不多的幾次聚會，但對他的印象就是這麼鮮明、這麼直接，也可愛。一路看著他用自己的力量不停的往理想前進著，心裡很是支持，也深深的敬佩著。要知道在妥瑞症的ＴＩＣ（不自主的動作異常）影響之下，琮諭要走出現在這條屬於自己的道路，他所要承受的是多大的重量哪！

閱讀這本書的你，在這本書裡一定能找到勇氣，不僅能找到前進的力量，也可以一起學習、回頭看看過去的自己，你有沒有什麼話要對過去的自己說呢？

這些話寫給三十二歲的琮諭，我想要跟你說：你在生命中一直都是一個鬥士，一個非常勇敢的鬥士，十五年前的一個脆弱的決定、各種不同環境下的適應與努力，一直到現在可以侃侃而談過去的一切，甚至集結成書，你有好大好大的力量，是可以感動很多人、鼓勵很多人的力量。

三十二歲的你，我知道你一定會繼續勇敢下去的，這點我可是一點都不擔心。但是，除了勇敢的扛起生命中的重量之外，希望你接下來能學習承接生命裡的柔軟，學習將你的熱情用更溫柔的方式傳遞出去。生命除了堅毅之外，其實還有著很柔軟的韌性。三十歲的我也曾用盡全力發光，希望能夠照亮身邊的人，如今我即將邁向四十歲了，深深的感受到，除了直接、會刺傷他人的熱情之外，也不要害怕給予溫暖、溫柔的雙臂。

人生當然不必妥協，三十幾歲的我們自信滿滿的理直氣壯，但是接下來你要能做到的是理直氣和，內心最堅定的信念能夠支撐著你，我相信你一定可以做到的，因為你是琮諭，絕不妥協的琮諭！

推薦序

撫平生命的皺褶

醫師 & 瑪利亞社會福利基金會董事長
——鄭若瑟

霸凌與自傷自殺，一直以來都是校園很重大又煩惱的議題，而這些困難琮諭（柏穎）都不幸遇到了，再加上得到嚴重妥瑞症，生理上的限制和情緒調控的障礙，讓他的成長困境比一般孩子要嚴重得多。

根據歐美許多系列長期追蹤研究，霸凌無論對行為人或受凌人都有長遠的負面影響。對受凌人未來會增加患焦慮症、憂鬱症、自殺、精神病等風險，而對行為人也同樣會增加他們焦慮、憂鬱、反社會人格、犯罪、暴力的風險。這些問題不單純是一個學校裡面的行為或犯校規問題，而是一個複雜、相互影響的心理健康議題，影響孩子一輩子身心健康。

然而有一句話說：「問題本身不是問題，如何對待問題才是問題。」因為環境、家庭、疾病、遺傳等各種因素，我們沒有辦法保證每一個生下來的孩子都很健康，許多孩童帶著不同的問題和限制進入了學校，慢慢長大，進入社會。

如果我們的學校、老師、同學、我們的社會大眾（就是你跟我），對於這些問題的認識不夠，或帶著歧視的眼光，或以負面語言行為對待他們，這些命運不好的孩子就會連續走上會揮之不去的厄運，放棄學習，甚至放棄自己的生命。

這本書琮諭慷慨的分享自己的生命故事，不是告訴大家他有多厲害，而是讓我們知道這樣的孩子成長的路徑有多困難，他們的生命充滿了滿滿的皺褶。

如果我們每一個人放下判斷他們的既有框架，用開放的態度去理解各種有特殊狀況、特殊需求的孩子，就像書中提到的許多曾經陪伴、幫助琮諭的貴人，就能讓這些孩子的人生走得更平坦一些。

這本書讓我們看到能夠預防，以及改善校園霸凌、社會歧視的最重要的解方就是「同理心」。只有當我們能夠看到、感知這些特殊需求的人的感受和需要，學習如何尊重以及善待他們，他們的生命會發亮，我們自己的生命也會發亮。

創辦人莊宏達醫師成立瑪利亞社會福利基金會的初衷，就是本於同理心來照顧心智和發展障礙的兒童；這幾年我們一群關心教育和社會的夥伴成立了善意溝通修復協會，也是希望各界都能夠方便、低成本的快速學習同理心，因為同理心是預防霸凌的疫苗和修補傷害的良藥，可以撫平生命的皺褶。

推薦序

在互動經驗中省思：如何溫柔善待所有人

國立臺灣大學社會工作學系助理教授
——許正熙

那是一個夏末初秋的週末午後，我和琮諭（柏潁）約在熙熙攘攘的紐約市，這是我第二次見到琮諭。

第一次見到琮諭，是我去當時他所就讀的美國喬治華盛頓大學出差的那幾天。把琮諭約出來，是因為在那之前透過朋友介紹，我和其他幾位在學界工作的同仁協助琮諭申請上國外的碩士班。即便因為申請學校關係，有跟琮諭在網路上聊過，但也總想見個面好好深聊一下。那次見面，是我第一次見識到琮諭的妥瑞症狀，而我也開始學習如何與他的症狀相處。

到了約定的時間，琮諭出現在說好的那個街口。跟在他身旁的，是當時他正在交往的重要之人。兩人牽著手、相視而笑，那麼自然的融入紐約人來人往的街景之中。簡單寒暄幾句之後，我們那天盡興的把紐約曼哈頓下城區逛個夠。該去的景點都去了，沿途還拚命拍照，當足了一回遊客。當然，琮諭的症狀還是會出現，甚至在興奮的時候更誇張一點，但畢竟在喧鬧的紐約街頭，那點症狀根本微不足道，因為比琮諭「怪」的人多的是。

晚上我們訂了一間高級餐廳，這是一間有專人演奏的爵士吧。走進去的時候演奏已經開始，我們悄聲的走到離演奏者最遠的座位坐下，服務生走過來招待我們，我們點了幾杯酒和點心，開始欣賞這爵士吧的氣氛，以及音樂。

過了一陣子，我突然發現，我並沒有聽到太多琮諭的症狀。我疑惑著，向琮諭望去，發現他與他的重要之人正緊緊依偎著。看著他沉穩的呼吸、緊閉著眼享受當下，症狀大幅減輕，僅剩偶爾的幾聲悶哼。

那一刻，我深深感動。原來關係的力量是這麼的強大：安全溫暖的關係，不僅可以使人情緒穩定，甚至可能減輕妥瑞症狀。

可惜，美好的時光，卻硬生生的被餐廳的管理員打斷。即便只剩下輕微的症狀，且離其他顧客有些距離，琮諭的症狀依舊招致管理員的注意。管理員一臉不悅，粗魯的質問琮諭：「你到底有什麼問題？」（What is your problem?）或許是面對突如其來的惡意慌了手腳，又或許是英文不夠熟練，琮諭努力的解釋：「是的，我的確有狀況。」（Yes, I do have a problem.）

然而，因情緒緊張導致琮諭的症狀立即加重，哼聲也愈來愈大，也愈激怒管理員。於是，在溝通無效之下，管理員執意要我們離開。在我們離去之前，服務生把我拉到一邊，面帶歉意的跟我說：「對不起，我知道這是怎麼一回事。」然後把我們的入場費塞回給我。

從餐廳出來之後，我們三個人坐在路邊的臺階上沉默不語，入夜後的紐約初秋更顯得寒冷了。我一邊注意著琮諭的情緒，一邊試圖在一團混亂之中釐清自己的觀察與思緒：到底剛剛發生了什麼事？這是歧視嗎？這之間到底哪些環節出現問題？事情是不是可以有不一樣的發展？擔心琮諭的情緒，我小心的詢問他是否還好。只見他面帶顯見的遺憾與難過，淡淡的回答：「這不是第一次了。」但我們都心知肚明，如果這個社會仍舊如此運行，這也不會是最後一次。

以「多元」聞名的紐約市，各色各樣，甚至怪模怪樣的人滿街都是，為什麼仍容不下一個妥瑞人安心的與他的親友們好好享受一頓佳餚與音樂？如果連紐約市都如此，那麼其他地方的妥瑞人又經驗著怎樣的對待？他們身上變動的症狀，又會在這些社會互動經驗中怎樣被他人理解？

帶著這些疑惑與實際的體驗，我在二〇二〇年回國任教之後，即開始著手準備妥瑞汙名經驗的研究，並邀請當時剛拿到碩士學位的琮諭來負責統整研究事宜，進而又在二〇二二年將琮諭牽線至我在美國加州大學合作夥伴的研究室進行深造。雖然最後因為經費之故無法繼續留任琮諭，但和琮諭的妥瑞汙名研究已然開始，甚至因琮諭的努力，美國的妥瑞研究社群也開始注意汙名經驗對妥瑞人的影響。

琮諭的這本書，記錄著他的一路成長，以及上大學到出國留學的歷程。我有幸參與到他留學之後的生命。讀著這本書，讓我更加理解琮諭在每個與社會互動當下的反應，是如何從這些早期的每日互動經驗中漸漸累積而成，無論這些反應是正向的、負向的、充滿能量的、焦慮難過的、和諧共處的，還是對立對抗的。

的確，這些互動與反應，是每個人都會經歷的過程。但身為一個被社會所不理解的人，在找尋與社會互動的舒適立足之地與合適的反應過程中，總是會困難不少。

於是，恭喜你，琮諭，出版了第二本書。也謝謝你，提供了一個重要的機會，讓我們的社會能認識妥瑞人（尤其是妥瑞成人），並以此深切反省：我們該繼續做些什麼，來溫柔的善待所有的人。

短文推薦

（根據姓氏筆劃排序）

人生的痛苦碎片，都是錯落有致的安排

羊羊老師／羊羊老師の魔法教室創辦人

頻眨眼睛、眉毛抽動、扭動脖子、蠕動身體、揮舞雙手……這些無法控制的行為，聽起來荒謬，卻是妥瑞症患者曾琮諭（曾柏穎）先生的日常。

妥瑞症是一種神經發展性疾病，臺灣每兩百個孩子之中便有一人患有此症，而這些孩子變成大人後只有三分之一狀況會減緩。

曾因妥瑞症而飽受折磨的曾琮諭，國中時從學校四樓縱身一躍想要一了百了，然而這一跳並沒有為他的人生劃下句點，相反的還開拓出新的篇章。

浴火重生後的曾琮諭，不但到國外攻讀學位，後來也陸續透過演講及出書，和周遭的人分享生命經驗，許多和他有類似境遇的孩子，也因此得到了療癒與希望。

「路途中那些痛苦的碎片，其實都是錯落有致的安排。」曾琮諭讓人們相信，有一天我們一定能飛往更高更遠的地方。

自愛鏗聲，活出自己

曲全立／導演、美力台灣創辦人

琮諭（柏穎）分享自身的生命故事在〈台灣超人〉的影片中，隨著美力台灣環島巡演，許多學童在看過影片之後，說他們自己都曾經對類似的朋友產生誤會，「原來那些不斷動來動去的同學不是故意調皮搗蛋……」他們一言一語的主動回饋，開始要學會去理解他人，換位思考。

正因為外在許多人對妥瑞症的不了解，琮諭曾經陷入情緒的深淵中，把這些傷口，化為包容的能量，透過教育去改變，於是他去進修，也主動分享經驗，陪伴更多的患者。每個人都可以是超人，當我們從一個人到一群人，一起跨出的這個腳步，是善、是愛，是讓琮諭從厭惡自己到走出來的勇氣，更是超越自己、啟發下一代的永續影響力。

荊棘中成長，愈綻放出美麗

宋宥賢／國立中山大學師資培育中心助理教授

要走過傷，本就不是容易的事；要回首過去的傷，並且負重前行，甚至賦予意義，更是難上加難。從我認識琮諭（柏穎）開始，就一直對這位開朗的大男孩有著極佳的印象，深入了解後才發現，在他常保笑靨的背後，曾經歷許多人生低谷。時常我在想，是怎樣大的能量讓他能繼續向前行？

但我想某部分的他，也是將過去的經驗化做力量，不只讓自己的生命活得更精采，同時也分享給正值低潮中的你我，甚至喚醒社會大眾試著擁抱，並且尊重、包容這些不一樣的你我。

你我一樣，也不一樣，但就因為生命如此多元，才妝點這個世界更加繽紛美麗；也因我們曾走過荊棘，更淬鍊出生命的可貴與韌性。希望曾經受傷的你我，藉著琮諭的文字力量，靜靜的梳理自己，並且伴隨著這樣的希望向前行；也期望各個你我，永遠都可以做那一個願意伸出援手，並且讓這個世界更美好的人。

在多元美麗的世界，勇敢活出獨特的自己

林顯明／國立屏東大學師培中心專任助理教授

一直以來，多元與不同造就了我們所身處的真實世界，是那麼樣的美麗與眾聲喧嘩。然而，如此多元與美麗的世界對於許多人而言並非理所當然，而是需要花費極大的力氣，才能在這個看似多元的真實世界中，找尋到屬於自己的位置和社會的歸屬感。我所認識的琮諭（柏穎），就是一直以來不斷的為了打造一個更具包容性與多元社會價值而努力著的實踐者。

相信認識琮諭的朋友，都會對他開朗的個性與陽光般的笑容留下深刻印象。但若您有機會了解琮諭更多一點，就會發現在他正向與陽光的外表下，經歷了許多人都不曾經歷過的歧視經驗和相應而來的悲傷情緒。然而，我所認識的琮諭並沒有因妥瑞症而被擊倒，相反的，琮諭在一次次因妥瑞症所帶來生活上的不便與他人異樣眼光的情況下，依舊不斷勇敢的挺身而出並肯定自己的身分，也透過不同的方式協助其他同樣經歷過類似經驗者進行發聲。

這一本書的出版與問世，即是琮諭試著將他的經驗和更廣大讀者分享的心血結晶，不僅可讓讀者更了解琮諭的背景與經歷，相信閱讀他富含生命力的文字與故事，一定能為擁有類似經歷的讀者，以及正因自己的多元和不同而找尋認同和歸屬感的人，注入更多生活上的勇氣和內心的平靜。

在這個真實的世界中，我們每一個人在不同的群體、領域或關係中，或許都有可能成為那個被主流群體所認為的少數者或不一樣的人，琮諭的書試著告訴我們，就是因為多元才能造就這個世界的美麗，而不一樣也才是我們生存在這個世界獨特的地方。讓我們跟著琮諭的文字與故事，勇敢、驕傲的活出獨特且不一樣的自己。

胡秀妁／樹德科技大學兒童與家庭服務系退休助理教授

擁抱「不一樣」，穿越未知的牆

面對未知，你會勇敢向前，或是踩剎車，停在熟悉安全之處？

認識琮諭（柏穎）十年來，我最不捨的是他得常常面對未知的焦慮和恐懼。可能是搭乘大眾交通工具的時候，也可能是走進圖書館的時候，更有可能是走在嘈雜的街道上，因為他無法得知與他短暫交會的人們，能不能見怪不怪？是否剛好也知道妥瑞症？這種無法預測的焦慮與恐懼，肆意的築起一道道通往探索世界奧祕的高牆，狂妄的張貼著「請勿擅闖，違者後果自負」的告示牌。

而我最佩服的，是他盡己所能多方嘗試拆毀高牆，諸如生命教育公益演講、拍攝影片，參與妥瑞症、輔助犬協會的成立與宣導，以及透過社群媒體幫助許多妥瑞症患者和他們的家人。

我看見琮諭從年少到現在，勇敢承接生命的特殊禮物——妥瑞症，穿越未知的牆，活出值得喝采的自己！

勇敢面對生活挑戰，期待更強大的自己

■**陳亞蘭**／臺灣歌仔戲藝術家、臺灣首位金鐘女視帝、全方位演藝者

這是一本深具溫暖與啟發力量的書籍，由身患妥瑞症的琮諭（柏穎）淋漓盡致的敘述了他在成長過程中的點點滴滴。琮諭以獨特的視角，展現出他內心深處的堅韌與美好。

在閱讀的過程中，我看見琮諭以堅定的意志和樂觀的心態，克服種種困難。溫暖而真摯的文字彷彿在告訴我們，生命中的每個挑戰都是一種契機、一次成長的機會。這樣的精神令人深受感動，也讓我們對生活充滿感激之情。

這本書不僅僅是一個妥瑞症患者的成長故事，更是一本啟發人心的教科書。透過琮諭的視角，我們看到了生命的多彩與豐富，也體會到了堅持與勇氣的真諦。無論你身在何處，這本書都將是一個溫暖的夥伴，伴隨著你

勇敢面對生活的種種挑戰。

期待你能透過這本書感受到生命的美好與不可思議，在每一個挑戰後，都有更強大的自己等待著。讓我們一同跟隨琮諭，踏上充滿奇蹟的旅程。

爲所有的「不一樣」喝采

■ **鄭勝耀**／國立中正大學教育學研究所教授兼任所長

「非常謝謝琮諭（柏穎）！讓中正教育所的全體師生有機會真正『理解』妥瑞症、強迫症，以及情緒與閱讀障礙，我們都知道幾乎所有的『刻板印象』（Stereotype）、『偏見』（Bias）與『歧視』（Discrimination）都源自『誤解』（Misunderstanding），透過與琮諭真實的相處和互動，我們可以對於『特殊需求』（Special need）有了更為深刻的體悟與關照！再次謝謝琮諭！」

上述這段話，是我在二〇二三年九月九日中正教育所碩博士班新生座談所分享的一段話，期待透過琮諭加入中正教育所的大家庭，可以營造一個更為「多元共融」（Diversity, Equity, and Inclusion, DE&I）的學習環境！更開心有機會先閱讀琮諭的新書《人生何必妥協：就算跟別人不一樣，也要活得理直氣壯》，為琮諭的「不一樣」喝采，也希望我們的社會可以「接納」與「擁抱」所有的「不一樣」！

蔡英傑／國立陽明交通大學產學講座教授

走出死蔭幽谷，開啟人生逆轉勝

這本書真的只有琮諭（柏潁）才寫得出來，他講述自己走出死蔭幽谷的心路歷程。

約十多年前，我開始與台大兒童醫院合作研究精神益生菌對妥瑞症的功效，也才有機會認識了琮諭。後來當我們規劃和哈佛大學合作進行自閉症臨床試驗時，琮諭主動表示希望能參與研究，我就深感這孩子志在千里。

妥瑞孩子有抽動、疼痛與情緒等各種惱人的問題，但是多項研究指出，他們也經常具備極高的創造力，我在琮諭身上就清楚看到這項特質，還加上高行動力。確實，妥瑞症的孩子只要不被疾病打倒，有極高機率成為人生勝利者。

這本書不但是對妥瑞病患、家人、師長、同學，以及每一位可能接觸到妥瑞病患的朋友發聲，更是琮諭自己面對挑戰，由逆境中勝出的經歷，激勵每一位讀者。

作者序

跌倒不是終點，除非你一直停留在原地

我很喜歡瑪莉・佛萊奧《凡事皆有出路》（*Everything is Figureoutable*）這本書，書裡有一句話同時與我的生命有所共鳴：「跌倒不是終點，除非你一直停留在原地。」

回首過往，我的童年生活幾乎可以用「跌跌撞撞又支離破碎」來形容，雖然我對此感到遺憾，不過也慶幸自己沒有停駐在原地。我不斷的探索未知的世界，儘管我能感受到這個世界依然存在不美好，但上帝終究會引導我一條最適合的路，就算一路走得筋疲力盡，我也將在成長茁壯後，獲得最豐饒的成果。

在撰寫這本書時，我時常在想：「自己現在是最好的狀態嗎？我要用什麼立場與角色，來與十五歲的自己對話呢？」後來我想通了，理解人生是漫長路程，我們隨時都要做出蛻變與努力。雖然是寫給過去的自己，但同時也讓我有更多省思的機會，重新檢視自己生命的意涵。

人與人之間，無法比較誰比誰更認真、問心無愧的面對生活，因為人的一生，似乎都是為了「生存」而努力。儘管我覺得生存很重要，但我認為造就人的作為與歷練才是「生命」的意義。存活的同時，生命的課題也會來敲門，因此如何能在有生之年為社會帶來幫助或貢獻，才是體現生命價值的意義所在，也就是人們常常說的，「我們無法決定生命的長度，但能夠透過良好的規劃，創造出生命的厚實。」

我自認並非天資聰穎，但只要下定決心做好一件事，就會認真專注在其中，並且盡力做到最好。因此我不曾放棄自己，始終不妥協的努力往生命的各種可能邁進。我相信要做就要做到最好，不然就是加倍努力學習。

曾經我因為妥瑞症與各種合併症狀，而感覺到人生黯淡無光，也曾嘗試過一了百了，但上蒼卻讓我活下來。「死不了」反而使我更強大、內心更茁壯，也更堅定自己的夢想，因為我知道凡事皆有出路。

現在的我，同時擁有博士生、演說者與作者等各種身分，這些年來也陸續前往各級學校演講生命教育與校園霸凌等議題，並且持續為妥瑞症病友與特殊需求族群倡權。很多人說我是「晚啼的雞」，但慶幸我有好棒的家人，感謝父母始終沒有放棄我，一路支持、陪伴我走過人生的高低起伏，進而讓我有機會一步一腳印實現夢想，完成更多自己想做的事。

人在做改變與抉擇時，很難不受外面世界的干擾，我也不例外。曾幾何時，我在乎別人如何看待我，甚至看得比自己的真實感受更重要，但每一次深入內心溝通、與自己和解過後，我發現我們無法控制他人的選擇，也無法改變其他人對待我們的方式，唯一能做的，只能從自身著手，讓自己保持赤子之心、善解人意等……等。

雖然有時候我還是會感到沮喪與失落，但相信只要堅定信念、抱持著盼望，就有希望。其實重生後的我僅有一個期盼，那就是讓更多人了解妥瑞症，並且可以正確的應對，進而讓許多遺憾的過程或悲慟的事件不再上演。我希望所有的負面與不幸到此為止，在我身上就開始收尾，並且劃下句點。時至今日，雖然我不知道有沒有可能達成這樣的目標與理想，但我相信透過教育一點一滴的付出，就是通往目標最好的途徑。

這本書寫的，都是我刻骨銘心的過往，除了陳述往事以外，也讓現在的我回顧過往的遭遇。希望藉此能讓更多人認識妥瑞症，同時也鼓勵身處於逆境中的人用正確態度來面對人生挑戰，希望你們保持韌性，而不是對困難任性。

我希望將這本書獻給教育工作者，期盼身為師長的你，都有可能在某個時候或不經意之時，成為成就他人生命的重要推手。同時，也希望將我的故事與經歷，提供給醫師做為臨床實務的參考，幫助他們察覺患者有哪些身不由己的狀況，進而可以用更宏觀、更客觀的角度，去處理醫病關係。

最後，不管你有沒有妥瑞症，相信這本書都能為你帶來東山再起的朝氣！我是曾琮諭，曾柏穎是我的過去，不管我是誰，希望我的故事都能在你的腦海中留個記憶，鼓舞你在人生的道路上，持續堅定信念，一路勇往直前。

1 蒼天讓我活下來

妥瑞症在臺灣的盛行率不算低，大約每兩百個孩子就會有一個孩子罹患妥瑞症。妥瑞症狀相當多，也時常會合併其他病症。有些人的症狀很輕微，僅是眨眨眼睛、嘴角微微抽動；也有些人的症狀非常外顯，會不自主的發出聲音，感到緊張和焦慮的時候症狀會更嚴重，就像我一樣，是屬於比較嚴重的妥瑞症患者。

現在的社會大眾，普遍對妥瑞症有相當程度的了解，但是在十幾年前，一般人對妥瑞症仍所知有限。我的症狀從一開始無法控制的眨眼睛、眉毛抽動，隨著時間經過逐漸又發展成扭動脖子、滑稽的蠕動身子、像九官鳥一樣模仿別人說話、雙手大力向外揮舞……等猶如脫韁野馬般的不受控制行為，這時候旁人的眼光成為我最大的壓力來源，也讓即將進入青春期的我飽受煎熬。

萬念俱灰輕生，一時想不開從四樓一躍而下

我還記得在家族聚會上，看著各路長輩心情沉重討論我的「狀況」時的情景，當下真的感覺自己就像是個沒人要的小孩。我怎麼這麼糟糕？怎麼會讓家人這麼丟臉？幸運的是，我的爸爸和媽媽非常支持我，也總是全心全意的照顧我。

但是，我在學校的日子就沒有這麼幸運了。我的國小生活過得還算快樂，但是國中生活簡直就像是一場又一場活生生的噩夢。那些長期被霸凌的傷痕，包括言語和肢體的暴力，以及被忽視和輕蔑的冷暴力，至今仍烙印在我的身上，總會在我的情緒被挑起時隱隱作痛。

因為這樣，國中時候的我，對外總是築起層層高牆。我很少和爸媽提到學校發生的事，有任何狀況也不會和老師反應，因為我認為自己當時所陷入的困境，學校老師也沒有辦法幫上忙。

壓垮我的最後一根稻草，是「原子筆墨水」的惡作劇。當時，我的強迫症非常嚴重，很在意制服的整齊，一點皺褶都會讓我很苦惱。沒想到，班上同學知道這件事之後，有事沒事就會去捏我的衣角、扯我的衣服，然後在看到我崩潰的反應後哄堂大笑。

在我決定跳樓的那一天，有位女同學把原子筆折成一半，朝向我甩過來。於是，筆管內的墨水直接噴灑在我的衣服上，導致我瞬間崩潰。同學的刺耳嘲笑聲、自己長期累積的負面經驗和無處宣洩的情緒，我再也無法忍受了。

於是，我寫信向深愛的父母告別，轉身從學校的四樓一躍而下……

一心求死的我萬萬沒想到，蒼天為我另外做了安排。下墜的撞擊力道相當猛烈，卻未傷及我任何骨頭、韌帶與肌肉，我僅僅只有皮肉傷而已。醫生說皮肉傷一定會癒合，但，我心裡的傷呢？

由於跳樓事件造成的內傷，導致我必須躺著休養，往後一年半到兩年的日子，我都只能在床上度過。我記得當時的自己非常害怕，整個人就像海上漂著的碎木頭，找不到避風港不說，排山倒海而來的各種自我懷疑與不解，更是讓我恐懼。我為什麼還活著？我活著要做什麼？我虛弱又茫然的望著身邊的一切，痛苦的、無聲的掙扎。

事件過後，班上的老師和同學都覺得我很可怕，不過因為我沒辦法去學校，反而讓他們鬆了一口氣。老師會將期中考和期末考的考卷拿到家裡讓我隨便寫一寫，最後草草發給我一張畢業證書，於是我噩夢般的國中生活就這樣劃下句點。

死不了，代表還有其他路可以走

一轉眼，十五年過去了，如今再回想這段過往，我的大腦仍儲存著當時清晰的畫面：碎玻璃刺滿我的身體、一張張驚恐又錯愕的臉圍繞著我、救護車的鳴笛聲、在醫院急診門口哭到暈倒的媽媽、一向堅強卻掉下眼淚的爸爸……

雖然我沒辦法阻止當時的自己從四樓跳下，但當我反芻了生命經歷的過程後，我還是要說：「結束生命，並不是解決問題的好方法。」我理解當時自己是在不得已的情況下做了這樣的選擇，但我卻忽略了身邊還有許多支持和愛護我的人。如果那時候的我可以同時看見更多的面向、找到值得信任的傾聽者，那麼眼前的痛苦一定還有別的出路。

我想鼓勵正遭受霸凌的人，你所遭遇的考驗不見得是壞事，而是磨練心志的一環。這個世界上什麼樣的人都有、什麼樣的事情都有可能發生，雖然我們沒辦法決定別人怎麼對待我們，但我們可以決定不要讓自己被霸凌擊垮。

遭受霸凌時，不要讓自己陷在「別無選擇」的感受裡，反而是要絞盡腦汁的幫忙自己，想辦法在充滿無限可能的人生裡開拓出新的道路。即使身旁的霸凌和紛擾沒辦法被改變，相信你重新再為自己開拓的道路，會引導你看見與過去完全不同的風景。

同時我也強烈鼓勵你，另外安排時間和地點，讓自己沉澱情緒並進行反思。在這個只屬於自己的時空裡，傾聽內在的聲音、探索生活中的可能，並且思考其他的選擇。回頭思考今天發生的事，可以怎麼解決？有沒有更好的處理方法？面對霸凌者時，自己是不是明明有更好的應對方式，卻常被橫衝直撞的個性給壞了事？像是用更負面的話語回擊、透過更激烈的行動表達自己的崩潰……等。這麼一來，是不是只會讓那些打定主意要欺負我的人更樂在其中？

千萬不要像當年的我，彷彿是一隻受傷的刺蝟，總是豎起尖尖的刺，把一切都隔絕在外，拒絕任何人靠近。不妨找幾個信任的人當做宣洩情緒的出口，不要讓自己長時間陷在低潮的狀態，被負面情緒牢牢的控制住。

假如當時的我能夠冷靜一點，情況應該不至於演變成後來這麼糟糕的結果。如果當時有人能允許讓我大哭一場，我幾乎可以很有把握的說，自己就不會從樓上跳下來了。

意想不到的打擊，也可以是最棒的禮物

我確信，同理與陪伴能帶來很大的力量。在我跳樓後的那幾年，什麼事都不能做、只能躺在床上靜養，幾乎就像是個廢人。當時有位同樣患有妥瑞症的大哥哥來到我家，陪我在客廳整整躺了七天。在這七天裡，他幾乎沒有做什麼事、沒有說任何話，甚至還被當時暴怒的我拿起香蕉猛丟。雖然他很安靜，但卻比千言萬語都更有力量，也逐漸抒解了我心中的糾結和負面能量。

直到今天，雖然每個被霸凌的記憶還是清晰的留在我的生命裡，即便我沒辦法忘記，也無法就此鬆一口氣，不過事件發生當下的情緒已經不會再影響我，甚至我還可以客觀回顧當時發生的事情，一遍又一遍

的告訴自己：「每個來到世界上的人都是獨特的。或許你的獨特不是這個社會喜歡的樣貌，你所經歷的一切也非常困難，但只要保持良善與勇敢，總會有一天得到正向的回應。」

孟子的「生於憂患，死於安樂」這句話，也給了我很大的啟發。當年我的國中老師要我背誦這句話，他告訴我雖然當下沒有幫助，但一定會在某個時刻發揮作用。在我發生墜樓事件後最痛苦的那段時間，我反覆思考著這段話，終於有一天恍然大悟：「對！我知道自己遭遇這些磨難的意義了。」痛苦並不是全然無意義的，是為了帶我走向更好的未來。

人生一路磕磕碰碰走到今天，即便在我成年之後，還是會有心懷惡意之人試圖要攻擊我、打垮我，但既然過去這些痛苦我都捱過了，那麼日後的考驗總不會更困難吧？如果每個人來到世界上，都要經歷生、老、病、死的階段，那麼我寧願把生命裡的那些傷痛、意想不到的打擊，都視為是讓人生更加獨特的禮物。我一點也不想當複製人，每天過著和大多數人一樣的生活，若是那樣就太無聊了。

這些年來，我一直把「曾柏穎」當成是自己最好的朋友，不論是過去的曾柏穎，還是現在的曾琮諭，我常常鼓勵他要記得對自己精神喊話：「你所遇到的困難，其實是另外一個成功的開始！」勇敢面對未知的恐懼，用赤子之心與世界的不美麗共處，在焦慮、不知所措的時候，一定要記得停下來深呼吸。

2 從臺灣到美國，求學之路困難重重

一般來說，妥瑞症狀在青春期會加劇，因此我的聲語型抽動症狀在國中時期特別嚴重，經常打斷我唸書的節奏。雪上加霜的是，我還被診斷出有閱讀障礙，書上的文字在我眼前旋轉、跳躍，再變得一團模糊，讀一行文字往往需要比別人花更多時間，而且最痛苦的是沒有人能完全理解，甚至以為我根本就是為了不想讀書而找藉口。

有人誤以為妥瑞症會影響智力表現。事實上，妥瑞症患者的壽命和智商皆與一般人無異，只是表現出來的動作會讓身旁的人不容易適應。

以我來說，儘管在國中和高中時期遭逢各種身、心、靈的打擊，我發現自己的學習速度快，理解力也不錯。

但是我不能說自己是個熱愛學習的人，充其量不過是在有興趣的領域充滿熱忱而已。如果命運的安排原本是要帶我走上一條完全不同的道路，我想現在應該也不會有這個機會可以坐在這裡寫這本書，與讀者分享過去的曾柏穎與今日的曾琮諭了。

既然有心想改變，就要努力往上爬

跳樓事件後，我沒有再踏進國中校園一步。同學的嘲笑與捉弄、師長的無視與惡言相向，讓我的國中和高中生涯相當悲慘，全班最後一名畢業也是不意外的結果。其實我並非不上進，也不是討厭唸書，甚至我的國小成績還不錯，國中第一學期也是班上前十名。只是因為環境的不友善，所以讓我很難好好的學習，因此對於讀書這件事，我基本上是完全放棄的。

就這樣，我挺過了充滿升學壓力的高中三年。上了大學後，對我來說彷彿是進入了另一個世界，身旁的同學比較成熟，大都能用尊重的態度來面對與自己不一樣的人。因為惡意的攻擊變少、探索的機會變多，因此我築起的層層高牆也慢慢的倒下了。

一直到大學即將畢業時，本來我打算去當游泳教練或救生員。我認為，這對我來說是再適合不過的選擇，因為兩者都是動態的工作，也就不會有人注意到我的妥瑞症狀了。

當時，胡秀妁老師是諮商室主任，她是影響我人生的重要關鍵人物，不但鼓勵我繼續唸書，同時也發掘我演說的潛力，開啟我後來開始演講的契機。我還記得自己走進她的辦公室，很高興的告訴她：「畢業後我要去當救生員！」沒想到老師卻語重心長給我不同的建議，要我考慮另一條原本不在自己的規劃內、一定會辛苦上好幾倍的道路。

「這個社會很現實，你有演講的才能，也可以成為一位很好的老師。當大家都聚焦目光盯著你看時，你覺得私立科大的畢業生或博士畢業生，誰說的話更有份量？如果你有心想要改變什麼，就要繼續努力再往上爬。」

老師的這番話讓我開始思索：我適合做研究嗎？我真的要繼續唸書嗎？硬著頭皮查詢了當時還來得及報考的學校，我趕在最後一刻完成了報名的手續，並且幸運的考進國立中山大學社會所。

如今回頭再想過去那段完成學業的日子，雖然過程很辛苦，但是只要想著有朝一日我能為其他妥瑞症的孩子帶來改變，忍耐著牙一咬也就能繼續再撐下去了。

出國唸書開拓眼界，人生有無限可能

時間繼續向前推進，來到二〇一五年。這是我人生相當關鍵的一年，因為這一年我獲得了「總統教育獎」，之後也開始頻繁的在國內與國外四處演講，分享自己與妥瑞症共處的故事。也是從那個時候開始，我萌生了出國深造的想法、進一步認真思考：國外的環境對妥瑞症患者友善嗎？我在那裡能不能做更多與妥瑞症有關的研究？

在評估的過程中，我並沒有浪費太多時間去擔心是否有能力勝任出國唸書這件事，反而更多的時候是在確定自己的意向，是不是真的有決心要給自己拓展眼界的機會。最後的結果，答案是肯定的，我決定出國唸書。這個世界那麼大，我的人生一定還有更多可能。

為了完成海外求學的夢想，我每天讀書五個小時到七小時，期間更是不辭辛勞的往返高雄和臺北兩地補習。最後，我終於拿到英國倫敦大學學院（University College London）與美國喬治華盛頓大學（George

Washington University）兩所學校的入學通知書。

對很多人來說，這個時候應該要大肆慶祝。但此刻我的心情卻很複雜，因為我知道真正的挑戰才正要開始。確實，剛到美國的前半年我幾乎聽不懂老師上課的內容，甚至還有幾堂課因為完全聽不懂而被當掉。一想到昂貴的學分費，我的心都在淌血，然而我依舊還是只能像蝸牛一樣慢慢的前進，一步一腳印的克服每一項挑戰。

我的第一篇論文，探討的是妥瑞症患者的逆境經驗；第二篇論文，則是研究運動對減緩妥瑞症焦慮症狀的效果。一想到自己的研究有機會幫助更多和我一樣的妥瑞症病友，我就可以忘記所有過程中的痛苦。因為我知道自己有太多想要改變的事情，為了達成這些目標，我會把握任何一個往上爬的機會鍥而不捨。

如果回頭去問國中時期的我，一定也不敢相信十五年後的自己會有這麼大的轉變，不僅沒有放棄學業，而且還一路讀了兩個碩士和一個博士。其實，學習對我來說並不容易，求學這一路上承蒙許多貴人大力幫忙，像是鼓勵我開始演講的大學恩師胡秀妁老師，以及幫助我募資出國學費的所有人（包含吳念真導演和每一位貴人），因為他們的鼓勵和支持，我才有機會前往美國喬治華盛頓大學攻讀公衛所。

除了卑微與捍衛，還有好方法回應不友善

我在美國求學期間，有很多感觸。在美國，平均每十個人就有七個人知道妥瑞症，相較之下，目前在臺灣仍有許多人對妥瑞症相當陌生。

而且，大多數的美國人會以平常心來看待妥瑞症患者的症狀，不會視為是嚴重或奇怪的事。

印象很深刻，某次我下飛機要進入美國海關時，現場準備通關的人很多，雖然大排長龍但卻非常安靜，因此我的症狀又比平時更嚴重了。當時我心想：「完蛋了，接下來想必不會有什麼好事情發生。」果然不出我所料，不久後機場的警衛就朝著我的方向走過來。沒想到，他一開口便語帶溫柔的對我說：「嘿！請問我可以怎麼幫助你？需不需要幫你拿一杯水？」

有鑑於過去的經驗，原本我並不期待自己會得到這樣的回應。後來，當我簡單的向機場的警衛說明自己的狀況後，善解人意的他進一步又告訴我，說自己也有一位朋友罹患妥瑞症，所以明白在這樣的情境下症狀會比較嚴重。接著，他就引導我優先通關。

後來，海關人員也問我來美國的原因，他問我：「你有妥瑞症，誰可以照顧你？」我毫不遲疑的回答：「我可以自己照顧自己。」他二話不說就蓋下印章，我就這樣踏進了陌生的國度。

我在美國時，認識了一位名叫 Iman 的同學，她是全班第一個主動和我說話的人，我們也常常一起吃飯。有一次我和她走在街上，當時我的聲語型抽動症狀很嚴重，路上的人全都在看我們。我很自卑的問她：

「妳會不會覺得很丟臉？」

Iman 聽到我這樣說，馬上轉過頭來面對我，握著我的手說：「曾柏穎，你一點也不奇怪！」

雖然，後來還是有人對我投以不友善的目光，但在美國求學期間，類似與 Iman 這樣的相處經驗還不少。這是我除了學業上的挑戰，還需要再適應的另外一件事，也就是說我必須拋開過去的負面經驗，告訴自己並非曾經歷的負面事件都會一再發生。

於是我開始學習，不要預設事情的發展只會有一種結果，也不要認為只能用某幾種方式來解決問題。即便同樣的事情再發生，更成熟的自己一定會有更好的解決方法，而非只有「卑微的放低姿態」或「強硬的捍衛自己」兩種選擇。

過去，當身邊的人因為我的症狀感到不舒服，而開始表現出負面的言語或行為時，我只知道強硬的和對方理論：「我就是有妥瑞症啊！我有身心障礙鑑定。我又不是故意的，你們為什麼要這樣對我？」雖然這樣的回應通常能讓對方立刻閉嘴，但卻無濟於事，甚至還有可能會加深社會對妥瑞症患者的負面觀感。

主動溝通並優先示好，能扭轉情況有好結果

如今，我已經學會兩種不同的應對方式。我非但不用低聲下氣的道歉，而且還很樂意解釋自己的狀況，或是用點小聰明化解當下不自在的場面。我可能會告訴對方：「不好意思，讓你們感到不舒服。我有妥瑞症，若打擾到你們很不好意思喔！」偶爾也會拿起手機，假裝打電話給朋友聊自己的妥瑞症，間接讓旁邊的人知道我不是怪人，我也不危險，只是有妥瑞症罷了！

每個人都有委屈的時候，當別人不理解，甚至還攻擊我們時，我相信一定有比據理力爭、大聲回嗆更好的方式。

幾個月前，我在社區的地下室停好車後，正準備要搭電梯回家。當時我的症狀比較嚴重，就在我頻頻發出怪聲時，走在我旁邊的女生也變得很緊張，立刻警覺的拿出手機假裝撥打電話。

我聽到她和電話另一端的那位「朋友」約好了等會要見面。為了不想讓她擔心或害怕，同時也顧慮如果我突然上前和她說話可能嚇到她，於是我也拿出手機假裝打電話給我的「朋友」，告訴對方：「今天不曉得為什麼症狀好嚴重，我的『妥瑞症』（這三個字講得特別大聲）讓我好焦慮，等等到家再跟你聊喔！」

就在我結束這通根本不存在的電話之後，這個女生很明顯的卸下了心防，變得比較放鬆、不再那麼緊張，我也終於鬆了一口氣。

行筆至此，我回想起二〇二二年底，一位妥瑞症孩子的母親傳給我的一封簡訊：

柏穎你好，祝福你在新的一年裡事事順心，身體健康。小文的妥瑞症時好時壞，雖然還是會感到焦慮不安，但已經慢慢的學會調適自己，知道如何去面對症狀、處境與遭遇，謝謝你曾經伸出援手幫助，讓我們有力量繼續度過，再次謝謝你、感恩你！

我再次掉進回憶的漩渦，想起一個害怕被嘲笑、被捉弄，曾經千方百計想要隱身躲進人群裡，在成長過程中還曾經被老師當面指著鼻子說：「你連清道夫都當不了。」的小男孩。雖然這個小男孩總是假裝毫不在意，但在心裡卻早已放棄了千百萬次。這個小男孩，就是從前的我。

是的，我曾經就是這樣的一個孩子，當時沒有任何人想到，我竟能走過如火焰般炙燙的求學路，甚至還能大方分享自己過去的經歷，為身旁的人帶來積極、正向的鼓舞。

3 人生沒有標準答案，先把該做的事做好

根據醫學統計數據，有三分之一比例的妥瑞症患者在成年後的症狀會好轉或痊癒，至少病情會隨著年紀的增長更穩定。不過，目前我的狀況還是持平，雖然沒有好轉，但是也沒有惡化。在接受現實的情況下，我儘量腳踏實地的過好每一天，有機會就把握，當狀態不好的時候就停下來休息。

日常生活中，由於我做的每一件事情都會被妥瑞症狀干擾，因此我很早就學會不要著急。因為著急也沒用，再多的規劃也可能出現變化，

所以盡力就好。以讀書為例，我認同讀書對個人生命成長的必要性，但不是每個孩子都非得要讀書才有未來，這個問題沒有標準答案。

讀書能開闊眼界，卻不是唯一機會

我不會刻意鼓勵妥瑞症的孩子一定要好好讀書，因為我知道「好好讀書」對這群孩子（特別是症狀較嚴重的孩子）來說，並不容易。相較之下，我認為更重要的是找出自己擅長或有熱情的事，並且在求學階段完成國民接受教育的權利與義務，然後等待適當時機發掘亮點做出取捨，再接再厲勇敢向前邁進！

在成長的過程中，媽媽最常跟我講的一句話就是：「我尊重你的決定，但是你必須為自己的人生負責。」在求學的道路上，因為我實在難以忍受同儕的壓力和不友善的環境，有好幾次都想直接放棄，離家出走的次數更是十根手指頭數都數不完。但是因為媽媽的諄諄叮嚀、爸爸的聲聲提醒，我總能及時回頭，做出在當時看起來相當困難，但卻更好的決定。

有人說「放棄」比「堅持」更簡單，我的想法卻不是這樣。我認為一旦放棄，就會進入怠惰、散漫且毫無目標的狀態，很難再重新回到正軌；相反的，若能堅持到底，那麼付出的每一分、每一秒努力都不會浪費。

「活著」是一件很辛苦的事，但是就連我在自己這樣充滿挫折的人生裡，都可以找到生命的光芒和活著的喜悅了，所以我想鼓勵你繼續試試看。不放棄，真的比較簡單。

雖然我很感激自己有機會前往哈佛大學（Harvard University）演講，也很榮幸曾在美國加州大學洛杉磯分校（University of California, Los Angeles）的護理學院擔任研究人員、在國立臺灣大學擔任妥瑞症研究計劃專員，並且在任教國立臺東大學特教系期間發表期刊、到各地演講。但是，即使大學畢業那一年我選擇當救生員，沒有選擇繼續唸碩士、博士，我依然還是會為自己的決定感到驕傲。

願我從散沙，再到成為照亮沙灘的燈塔

當初，就在我順利申請到國外的研究所、正準備要出國時，最愛的爸爸卻因肺腺癌而驟逝。爸爸一直是家裡的經濟支柱，我在承受痛失至親的打擊時，也知道自己沒有經費可以出國讀書了。這時候，家族的人也紛紛勸我留在臺灣，但我還是希望自己可以拓展眼界、成為更有影響力的人。因為這樣的意見相左，一度差點鬧出家庭革命。

我的媽媽不忍心，最終還是支持我的夢想。只是這個夢想的背後沒有金錢的支持，我只能想辦法存下每一筆講師費和出書的版稅，並且在募資平臺上尋求支持。我相信因為上帝的厚愛，終於讓我的努力得到回報。在我心裡，多麼盼望有一日能換我當提燈的那個人，也有能力

照亮別人的路。

爸爸癌末的時候，某天夜晚告訴媽媽：「柏穎這些年來的努力，我都有看到。過去的我們就像沙灘上的散沙，但是如果有機會可以成為沙灘外的燈塔，我們就要盡全力幫助柏穎成為那座燈塔，讓他照亮沙灘上的散沙。不要一輩子只是當散沙。」

我記得爸爸的話，也沒有忘記爸爸用最後的生命氣息，聲聲交代我要好好讀書，他會盡力支持我的語重心長。這些都是我至今仍不放棄的原因，只要有一點機會可以成為別人的燈塔，我就不會只當散沙。

「柏穎，你要出國，GRE和托福來得及準備嗎？如果你有這個能力，也有意願和衝勁，你去美國讀書需要費用的時候，可以先從爸爸這裡拿。我說這些話的用意是要讓你安心。好啦！你趕快去學校了。」

這是爸爸臨終前對我說的話，我非常想念他……

只要堅持不放棄，一定就會有希望

也許有人會問，我們可以怎樣幫助妥瑞症患者，或是其他有特殊需求的孩子，好讓他們能在生命中有更多開展的空間呢？我認為，這是父母和教育工作者要費心思考的事。知名花藝家吳尚洋有妥瑞症，和我一樣從小被譏笑是羊癲瘋、鬼附身。然而，誰會想到這個男孩在長大以後，會成為花藝界的世界冠軍呢？

二〇一六年，我出版第一本書《我生氣，但我更爭氣！》，把自己不畏風雨、勇往直前的故事寫下來。我的強迫症在寫書的過程中頻頻發作，逼得我非要完全想清楚才能動筆，消耗了非常多的時間。

老實說我並不覺得自己的文筆好，即使讀了兩個碩士，也不認為自己有多高的學習成就，但確定的是：我一直很努力。所以我想用自己刻骨銘心的血淚故事，來告訴同樣身陷在磨練中的人：永遠不要放棄。

曾經有人問我，為什麼要到處演講又寫書，究竟我想做什麼？我想，不論是幫助大眾更了解妥瑞症，或是鼓勵年輕學子碰到困難時不要放棄，我最終都是希望讓身處痛苦中的孩子知道：我與你站在一起，你所經歷過的我都知道。正是因為我們的生命如此獨特，所以只要活著就有希望。

七年後的現在，我再次翻整十五年前的記憶、梳理曾經歷過的痛苦，以成年人的姿態來對當時的自己喊話：若能重來，可以有哪些不一樣的選擇？同時，我也想告訴過去的自己，那個曾經哭泣的小男孩長大了，也哭得愈來愈少了。

如果正在閱讀這本書的你，是正在照顧有特殊需求孩子的家長，或是任職於教育體系的工作者，請你不要放棄來到你面前的每一個孩子。曾有老師當著我的面大吼，說有我這樣的人存在，他替這個社會感到擔憂。我希望不要再有任何一個孩子聽到這樣的話，因為我相信，不論在任何處境下，都有希望、都有可塑性、都有無限可能。

4 從彆扭到侃侃而談，用演講實現生命價值

演講對我來說，是一件重大的事情。透過演講，我的生命與不同境遇的人交會，沒想到竟然也在過程中出現了好多奇蹟。不知道從什麼時候開始，我的心中湧出強烈的使命感：我沒有在墜樓事件喪命，或許「演講」就是我活下來的使命。我想在每一場演講種下善意的種子，當這顆種子發芽，我會很高興自己是帶來改變的那個人。

曾經有很長一段時間我不斷摸索，卻還是找不到自己的價值。身為一個罹患妥瑞症、強迫症，同時又有各種情緒問題的人，我的狀況時好

時壞，憂鬱時會覺得「我有什麼資格演講給別人聽」，生理症狀嚴重時又會想「我這樣的人能帶給別人什麼希望」。終於，我在起起伏伏的日子裡明白，處在高峰的時候就用力往上跳、處在低谷的時候就好好抱住自己，儘管擁抱生命真實的模樣，毋須為此感到羞愧。

在給予的過程中，找到活著的意義

我的人生在十歲那年出現巨大轉折，爸媽面對我這個罹患妥瑞症的孩子，不論對內或對外都承受很大的壓力。二十年前，大部分的人對妥瑞症的認識不深，當我無法控制的又抖又叫、因為治療的副作用而產生幻聽和幻覺時，我在多數人的眼中就是個無可救藥的壞孩子。

有很長一段時間，我不知道自己的價值在哪裡。親戚覺得我壞、同學覺得我怪，但我卻拚命的討好別人，想讓自己在班上不要那麼孤單。直到我發現可以藉由演講分享自己的人生經歷，來幫助和我有類似遭遇的人，那個總是瑟縮在角落的我，才開始慢慢的站起來。

印象很深刻，我的第一群聽眾是樹德科技大學兒童與家庭服務所胡秀妁老師的碩士班學生。當時的我因為沒有任何演講經驗，即便臺下只坐著十個人，也讓我緊張到全身發抖、狂冒冷汗。最後，我在症狀頻頻發作的情況下，有些彆扭的結束了那場演講，並且得到非常正面的評價與鼓勵。

這次的演講經驗讓我反思，雖然我很害怕面對人群，也不習慣將自己的過往攤在陽光下，但說不定透過訓練和經驗累積，我也可以幫助和我一樣的人勇於面對生命的陰霾。

還有一次，我受邀前往監獄演講，臺下有一位看起來特別失魂落魄的女人。演講結束後，這個女人告訴我，被判刑這件事讓她失去活著的動力，因為不願讓孩子和家人蒙羞，所以她打算趁著出監的日子（即是我演講的那一天），帶著兒子燒炭自殺。她聲淚俱下的說，聽完演講後，我的人生故事給了她一絲絲希望，或許讓她不至於走上絕路、或許讓她更有勇氣選擇活下來，又或許鼓舞她未來的人生愈來愈好。

後來，我累積了更多的演講經驗，也開始學習如何講出扣人心弦的演講，並且思考還有哪些方法能把自己的故事講得更活潑、更吸引人。最重要的是，我要怎麼樣傳達，才能把生命的力量和希望傳遞出來？

放下得失心，把每次機會都當做新學習

最初的我，是一個很在意別人的反應，得失心也很重的人。臺下的聽眾有沒有專注的看著我？他們是在點頭、微笑，還是哈哈大笑？如果聽眾的反應很好，我就會覺得自己很厲害、是一個有價值的人。相反的，假使臺下的人雙眼放空、跟旁邊的人講話、低頭滑手機，我就會為此沮喪一整天，心裡感覺既挫敗又生氣。

其實，這些反應都源自於我對自己的懷疑：我是一個有價值的人嗎？即使演講的場次愈來愈多、多數人也不吝嗇給我掌聲，我還是常常覺得很自卑。

其中一次改變我的經歷，是有一位妥瑞症孩子的家長用輕描淡寫的語氣告訴我，孩子的學校對妥瑞症患者很包容，從老師到校長都很了解相關的症狀，也非常明白這些孩子的需求。我訝異的問她原因，才知道原來這所學校是我常常去演講的其中一個單位，而我所做的確實也發揮了效果。一想到這些孩子不必經歷我曾經歷的不安與痛苦，我的心也悸動不已。

我從最初很在意演講現場的氛圍，到後來開始思考如何和聽眾對話。聽眾的年紀多大？我的演講對象是學生、老師或家長？我經常思考要怎麼和他們互動、他們期待什麼？他們想聽什麼？除了這場演講，我還可以再多為他們做些什麼？

「好吧！就算講得不好也沒關係。」、「沒事的！今天比較低潮也無妨。」現在的我比過去更明白，演講是一份神聖的工作，狀態好或不好是其次，我的任務是把真實的自己帶到大家的面前，很努力的告訴大家：我始終很努力的活著。這就是我給自己最大的肯定，請你們也要這樣肯定自己，不論如何都不要放棄。

因為對我而言，每一場演講都是新的學習機會，我感謝給我機會和指教的每一個單位、每一位老師，以及每一位聽眾。即使如今我的演講場次已累積超過五百場，我還是常常會在演講結束後問問大家的意見：「請告訴我還有哪裡要改進？」、「演講的安排有沒有需要調整的地方？」如果正在讀這本書的你，有機會也成為我的聽眾，那麼也請你給我真實的回饋，不要只講好話喔！

罹患妥瑞症，不是世界末日

半年多前，我接到一通無聲的電話，電話的另一端有個女人不停的啜泣。就在我準備要掛上電話時，對方緩緩的說：「柏穎，我是一位妥瑞症孩子的母親，我很感謝你願意接我的電話，請你等我一下。」接著，她繼續又哭了一陣子。

等她情緒緩和一點後，她接著告訴我，自己的孩子是即將升上國中的妥瑞症患者，從國小開始就飽受霸凌所苦，因此對於即將要面對的新環境，心裡非常恐懼。她說：「我已經不知道該怎麼辦了！我的孩子要升國中，我努力的想再為他做點什麼。」當她去敲國中校長室的門，不敢相信自己竟然會得到這樣的回應：

校長告訴她：「沒事的，我們明白妥瑞症是什麼，妳的孩子在這裡會得到很好的照顧。」她淚流滿面的聽完，沒有想過自己的孩子有機會得到社會的接納。這位校長告訴她，三年前有位曾柏穎老師到校分享，他們記得曾柏穎的生命經驗和他遭遇過的困難，因此非常了解妥瑞症。

三年前的那場演講，我到底講得好不好、與臺下聽眾的互動是不是熱絡，我早就想不起來了，但這場演講卻在三年後拯救了一個孩子。「我希望打這一通電話給您，表示我的感謝。」直到這位媽媽掛上電話，我的心情依舊激動，久久難以平復。

在我的演講歷程裡最驚訝的是，有非常多的老師給我回饋，說我的故事讓他們重拾對教育的熱忱，繼續陪伴有特殊需求的孩子，而妥瑞症的學生就是其中的一群人。我不想讓家長、老師和孩子認為，得到妥瑞症就是世界末日，因為「病痛」並非全然沒有意義，反而在大部分的時候會帶給我們新的體悟和機會，看見與一般人不同的生命樣貌。

我啊！這個曾被視為毫無價值的人，竟然從一間坐著十個人的研究生教室，一路講到哈佛大學的演講廳。這是我的親身經歷，所以我也一直這樣鼓勵著年輕的孩子，同時在心裡想著：「若當年也有人這樣鼓勵我，或許我就不會那麼絕望、那麼頹喪、那麼輕看自己。」

5 只要下定決心，永遠不嫌晚

我從小就被社會排擠，除了家人，願意向我伸出援手的人少得可憐。只要有愈多人認識妥瑞症，即便只是多一點點對妥瑞症患者的包容與理解，也會為他們的日常生活帶來非常大的改善。

在成長的過程中，我也曾因為嚴重的藥物副作用，而產生強烈的幻聽和幻覺，甚至失控的把家裡所有能摔的東西都砸爛，最後被緊急送到大醫院的急性精神病房。較嚴重的精神症狀通常要住院好幾個星期，但是我隔天就被爸媽接出院。

只要還有希望，就絕對不要放棄

記得在國中升高中重考班時，補習班老師曾經當著同學的面嘲笑我，導致我的症狀因為緊張而頻頻發作，只能把頭壓得愈低愈好。對於那位老師說的話：「曾柏穎沒有希望、曾柏穎沒有用。」我深信不疑。上高中以後，我繼續被當成問題學生，我翻牆翹課，寧願在學校對面的公園坐上一整天，也不肯再踏進校門一步。

直到上了大學，雖然我感受到與過往完全不同的學習氛圍，儘管心裡如釋重負，我對人生仍然抱持著得過且過的想法：沒有憧憬、沒有動力，更不認為自己這輩子會做出什麼有意義的事。

我常常問爸媽：「我是個很糟糕的人嗎？你們會不會很討厭我這個兒子？」然而他們總是回答我：「不管怎麼樣你都是我們的兒子，是好、是壞，我們一起面對。在未知的挑戰面前，我們繼續努力。」

他們後來告訴我，就算只有一絲希望，也要堅持下去，絕對不會放棄我。爸爸和媽媽真的很偉大，他們說過的話陪伴我走過好多年的人生低谷，也給了我勇氣為人生立下目標。

再多一點努力和堅持，就能達到目標

我想特別分享我的媽媽。她身為妥瑞症孩子的母親，儘管曾經因為難以負荷的壓力而想過要結束生命，卻還是常常叮嚀我：「有時候只需要再多一點點的努力和堅持，就可以達到目標。」、「盡本分做到最好，如果做不好，就學到好，沒有『認輸』這件事。」

在我的記憶中，總是眉頭深鎖的她會重複的告訴我：「只要願意努力，不管往哪個方向發展都可以。每個人都有自己的時間軸，沒有所謂的早或晚。」而她也用自己的生命體現了這段話，說出來可能會讓很多人驚訝！我的媽媽在耳順之年報考碩士，身為全班年紀最大的學生，她在兩年後拿到碩士學位，一點也不輸其他同學。

媽媽報考碩士的起心動念很簡單，因為很多家長會問她照顧妥瑞症孩子的相關問題，所以她希望自己具備足夠的專業技能，可以給出更好的答案與建議。那時候，我也正在美國喬治華盛頓大學的公共衛生所攻讀碩士班，當我忙著準備課堂簡報、畢業論文的同時，對電腦一竅不通的媽媽也正在做著同樣的事。

對一般的學生來說，做一份簡報非常容易。但對媽媽來說，她得先把簡報內容一字一句寫下來，再請家人幫她打字輸入電腦裡。最終她完成所有的課業，也交出了論文，並且通過了口試，她活出來的榜樣正如自己所說的那句話：「只要下定決心，做什麼事情都不嫌晚，沒有什麼事情做不到。」

媽媽在陪伴我成長的道路上，是砥礪我不斷向前的力量。當我想放棄、感覺快沒有力氣時，也會同樣的告訴自己：「只要下定決心，只要再多一點點努力和堅持，我一定做得到。」

學習與磨難共處，把問題變成改變的契機

二〇一五年，我獲得總統教育獎。對我來說，這是曾經幫助過我的每一個人，與我共同拿到的獎項。因為這個獎項，許多人開始認識了妥瑞症，並且理解這個族群在社會上的需求。回想過去經歷的磨難，我認知到自己所肩負的社會責任，要成為替妥瑞症族群發聲的領頭羊。

現在我常常會想，若能再活一次，我可以為自己做哪些改變？即使環境不接納我，我也可以好好照顧自己。寫到這裡，我整理出以下四個改變的心得，想分享給和我一樣有類似經驗、總覺得自己不被社會接納的讀者。如果當時有人這樣告訴我，相信我的痛苦會少一點。

第一個改變，是不再默默承受，勇敢的把心中的痛苦說出來。以前我是非常有戒心的人，就連面對家人，也很少顯露出自己的情緒。因此，每當我的情緒達到臨界點時，就會做出一些傷害自己的事情。

第二個改變，是學習緩解當下的情緒。儘管這樣做無法解決深層的焦慮和痛苦，卻可以幫助我冷靜下來，傾聽別人的意見後再做決定。

第三個改變，是勇敢面對未知的恐懼，永遠用善良來面對別人的惡意。因為，善良和勇敢總是可以讓事情往更好的方向發展。

第四個改變，是花更多時間與父母溝通，並且表達自己真實的想法。在我求學的過程中，爸媽一直很堅持「就算到了教室都在睡覺，人也要出現在學校」，然而他們卻忽略了一件事：學校對我來說簡直就像地獄一般可怕。因此，如果時間倒轉重回過去，我會鼓勵自己心平氣和的與爸媽溝通，讓他們明白學校帶給我很大的恐懼，因此在「完成學生義務」的這件事情上，是不是還有別的方法可以做到？

要做到這些改變不容易，但是當這個世界對我們不友善時，更要努力照顧好自己。

「磨練」讓人的生命成長，但是我希望生命中的「磨難」可以愈少愈好。我想打造一個讓妥瑞症與社會共融的生活環境，儘管人與人之間的霸凌不可能消失，但是透過教育和宣導，我們可以讓社會變得更有包容性，讓生來獨特的那些人，也能和一般人一樣自由自在的探索生命的可能、活出與生俱來的美好特質。

寫給15歲的自己

對於當年那個快被霸凌壓垮，
覺得情況永遠不會好轉、自己毫無價值，
多次想放棄學業卻又擔心一事無成的曾柏穎，
我有些話想對你說……

我知道在不友善的校園環境下，長期被忽視、被欺侮的痛苦，也知道要忍受那些惡意之人的攻擊有多麼困難，困難到讓你直接選擇一躍而下來結束痛苦。我也明白看不見希望、每天在得過且過裡掙扎的艱難，明明很想大哭一場，卻總是壓抑自己，不想讓身邊的人擔心。

我想請你幫自己一個忙，努力相信自己是「有選擇的」、人生不會永遠這麼辛苦。試著找個信任的人訴說內心痛苦，並且另外安排時間與空間抒發情緒、安靜沉思，讓自己遠離人群紛擾並爲陷入瓶頸的人生找新方法。

無論如何，請先照顧好自己的情緒，並且找個信任的人傾吐心中的痛苦。不要小看自己的影響力，因爲只要活著就會對身邊的人帶來影響，也許是負面、也許是正面，但是無論如何一定可以爲身邊的人帶來幫助。想想自己能爲這個社會做什麼，即使現在看似微不足道，也可能像池塘中的漣漪一樣，在未來某一天幫助到別人。

可能你覺得自己一無是處、沒有任何價值。過去我也曾經有很長一段時間在思考這個問題，想知道自己活在世界上有什麼用處。可能你的先天狀況讓大家覺得奇怪，甚至不斷被誤解，以至於心灰意冷而退縮到角落。

也許你也會期待情況好轉，但依舊沒什麼進展，甚至有時候還會變得更糟糕。雖然醫學統計有三分之一的妥瑞症患者會隨著年紀增長而漸漸痊癒，但目前我的狀況仍然與過去差不多，還是會因為強迫症或旁人的眼光而感到沮喪、難過。

但我想告訴你的是，即使許多期待的事情還沒有發生，那麼學習接受現實、腳踏實地的過生活是個很好的方法。狀態好的時候就多做一點事情，狀態不好的時候就停下來休息，有盡力、對得起自己就好。讀書這件事情也一樣，不一定要讀好書才會有未來。

我明白好好唸書這件事對你很困難。因為無法控制的疾病症狀、突如其來的打擊、升學壓力，以及各種說不出口的困難，都會讓你很想放棄學業。學生時期的我也不愛唸書，不是因為我不上進，而是整個環境彷彿都在告訴我：「你不是唸書的料。」直到上了大學，我才發現這根本不是事實。

不要放棄學習，繼續努力成爲更好的自己。也不要把讀書當成是苦差事，不論成績好壞請都當做是拓展人生的機會，因爲我們永遠不知道「知識」會帶我們走向什麼樣的未來。如果你有想要改變的事，更要抓緊機會往上爬，畢竟社會很現實，高學歷可以給我們更多話語權。也許不是每個人都適合唸書，也不是努力讀書就有好成績，但請不要用課業表現來定義自己是否優秀，儘管努力找到自己喜歡的事情，然後做出取捨、繼續邁進。

我知道自己生來就和別人不一樣，因此總是看輕自己，認爲終其一生成不了大事。但在心裡，其實我非常害怕一事無成、設定目標後卻達不到，更害怕旁人無情的訕笑。如果你也和我一樣，那麼就請你先對自己的人生設下目標，並且相信自己可以做到。

首先要接受自己的限制，並且不被過去的負面經驗限制，雖然有妥瑞症，也曾經被欺侮、霸凌，仍然可以為這個社會帶來正面的改變。我做到了，相信你也可以。不要怕失敗，也不要停止努力，我們都經歷過挫折，這些經驗都會讓我們更加強壯，就像我媽常常告訴我的那句話：「只要肯努力，想做任何事情都不嫌晚！」

讀書帶我到了很遠的地方，不僅開拓我的眼界，也讓我知道不是每個地方的人都會用「我以為」的方式來對待我。此時此刻你經歷的惡意對待，不代表接下來會遇到同樣的事。學習也是相同的道理，現在學不好，不代表永遠學不好。讓我們一起成為更好的自己吧！

我做過最正確的決定就是「不放棄」。讀書好難、準備出國好難，把自己的故事寫出來也好難，但我堅持下去，每一分、每一秒都沒有被浪費。我的爸爸提醒我要成爲照亮別人的燈塔，我也同樣爲你加油，你一定做得到！

只要願意努力，就不用擔心一事無成。不要輕言放棄，因爲只要再堅持一下下，目標就在不遠的前方。當年我像瘋子一般的亂叫亂跳、到處砸東西時，我的爸媽依然沒有放棄我。我相信你身邊一定也有眞心對你好的人，提醒自己，他們到如今都還在爲你努力。

我非常幸運，一次又一次走過人生的低谷後，還能繼續做一個散播正能量的人（別誤會，我還是有很多沮喪的日子）。雖然過程很痛苦，但身邊始終有家人陪著我，而我也硬撐熬過了這些年，我想告訴你：「你會沒事的！」痛苦並非全然沒有意義，前方會有更好的人生等著你。

6 卸下防備心，學習真誠待人

我長期以來都對身邊的人抱持著戒心，隨時準備好要抵擋旁人帶有嘲笑意味的眼神、言語或行為上的攻擊。我的心裡有一座高大堅固的城牆，在多數人享受著有朋友的溫暖時，我就在這個安全的堡壘裡當憤世嫉俗的獨行俠。

或許是因為我沒有太多社會化的經驗，所以根本不知道要去算計別人，或是揣測別人話語背後的意思。後來才知道，這樣的真誠反而為我帶來非常棒的禮物，我有好幾位志同道合且相當珍視的朋友，都能同歡笑，也能共走低谷。

不要為了討好別人，而犧牲自己的感覺

跳樓事件後我經常思考：「為什麼我要活下來？」若活下來是為了完成某個重要的使命，那麼實在不需要浪費時間在不喜歡的人身上。我在自省的過程中明白，比起眾多好友圍繞，我更希望覓得少少幾位知心良友，如此就好。

當然，我也不是一開始就這樣想的。回到渴望同儕陪伴的高中時期，我最大的痛苦，就是因為害怕沒有朋友，而拚命討好班上的同學。然

而我的卑微並沒有換來真正的友誼，最後消磨殆盡的全是尊嚴和僅剩的一點自信心。

在不懂應對進退、缺乏人際敏感度的情況下，讓我吃了許多閉門羹。其中最讓我印象深刻的經歷，是我一直到高中快畢業了才知道，原來「沒接電話」不等於「不想接電話」。在那之前，我一直以為對方沒有接我電話就是不想理我，不然怎麼會不接我電話呢？為此鬧出了不少笑話。

記得當時有一位同學與我非常要好，那時候我的症狀只是處在鬼吼鬼叫的邊緣，還沒有到很嚴重的程度。可惜好景不常，就在我們的關係愈來愈好的同時，我的症狀也「進化」到會亂抖亂叫，而這位同學也開始疏遠我。

他很誠實的告訴我：「跟你出去很丟臉。」我聽了非常難過，痛恨自己為什麼生來就有這個病。但是如果他真的把我當朋友，又怎麼會因為我的症狀就不理我？多年以後，這位同學來和我道歉，他提到自己當時真的太不成熟了。面對他，我在一笑置之的同時，也看見自己在過程中的成長。

我慢慢的明白，沒有人有義務要包容或理解我，我甚至終其一生都不該有這樣的想法。既然我無法改變任何人，唯一可以做的就是改變心態。別人不能接受我，至少我要能接受我自己，我也不會因為少了一個朋友就完蛋。

不論你怎麼對我，我都真誠以待

上了大學以後，校園的環境給我全然不同的感受。大概是因為大學生的心智年齡普遍比國中生、高中生成熟，因此大學的團體生活與國中、高中時期相比，可說是天堂和地獄的差別。當然，這並不是因為我突然有了很多朋友，僅僅只是結交了幾位志同道合且能真心相待的朋友，然而這對我來說就已經很棒了。

於是，之前幾乎沒有團體生活的我，這個時候才開始嘗試交朋友。我慢慢放軟身段，開始探索這個地方會對我的人生帶來什麼影響。儘管周遭還是會有心懷惡意的人，但我也遇到非常多樂意向我伸出友善雙手的人。我告訴自己：「曾柏穎，不要預設別人會惡言相向，也不要覺得別人會對你做出不好的事情。改掉先入為主的習慣，才有可能看到不同的風景！」

我驚訝的發現，當我決定不再對任何人預設立場，交朋友這件事情變得容易許多。不論來到我面前的人是不是好相處，我都樂意與對方做朋友；若合不來，那也毋須勉強。

曾經有人好奇的問我，我是怎麼從對人帶有極度的防備心，轉變成能夠敞開心與人接觸，甚至主動去認識身邊的人？想來想去，我的答案是「真誠」。我想起過去的自己，曾經為了討好別人而做出自己不喜歡的事，為的就只是換到那麼一點點的友情。但是現在的我，絕對不會這麼做。

如果時間可以重來，首先我會告訴自己停止討好別人，因為討好不會帶來真誠的關係。其次，要學會好好照顧自己，並相信挫折是成長的養分，因為現在所碰到每一件糟糕透頂的事情，長遠來看都不見得是壞事。在人際關係感到挫折的時候，不要輕易放棄，要繼續的往前走，因為情況一定有所改變。

同一件事會讓你跌倒，也可能讓你更強壯

自從決定真誠待人，也誠實面對自己，我所抱持的想法就是：「合則來，不合則去」。若和這個人相處會有壓力，我寧可自己一個人待著就好。

我曾經渴望被重視、被關懷，也很羨慕別人都有朋友，但同時也很困惑，為什麼只有我是自己一個人？然而當時的我卻不知道，即使有很多人圍繞在身邊，還是可能感到孤單。一個人的孤獨不一定不好，有很多朋友也不代表不會孤單。

大多數妥瑞症的孩子都會為人際問題苦惱，我通常會這樣告訴他們：

「這個世界有很多好的事情，也有很多不好的事情，就像我們的人生一樣，不會總是經歷好事。雖然我們沒辦法決定會碰到什麼樣的人和事，但即使遇到不好的事情，也要保持赤子之心，用樂觀和良善的心去回應。

同一件事情可以讓你跌倒，也可以讓你更強壯。『心態』是關鍵，而我們最棒的優勢就是自己本身的善良。當然，不是善良就可以任由別人欺負，但堅持用樂觀和良善做回應，最終會讓事情往好的方向進展，至少不會變得更糟糕！」

我也在成長的過程中，學會了接納自己無法改變的事實，同時相信自己是具有獨特價值的人。當我不再討好任何一個人，也就可以更客觀看待身邊的人。

謝謝那些曾經或依然陪在我身邊的朋友，生命中有你們的存在，我覺得自己非常幸運！

7 大學課堂上的勇敢倡議：我有妥瑞症

對我而言，主動告訴別人「我有妥瑞症」，是重建自信心很重要的開始。雖然很多時候我還是有非常嚴重的自卑感和不安全感，面對某些特定的場合、某些類型的人，也還是會讓我全身緊繃，想起以前曾經歷過的糟糕事。但是因為我希望透過讓別人認識自己，來開啟我和外界交流的機會，所以我很清楚，如果我不為自己說話，也沒有人會為我說話。

上了大學後，我也參加學生社團，積極參與自己重視的公民議題，直到現在成為臺中市政府青年事務諮詢委員會的一員，仍然持續投入相關活動。之所以這麼做，其中一個重要的原因也是為了鼓勵自己不要害怕面對人群，要勇敢為自己和在意的人發聲。

接納自己，是提升自信心的第一步

在成長的過程中，我非常晚才開始有同儕之間的人際交流與互動，為了拓展自己的交友圈，也希望人們可以更了解妥瑞症，我在大學的第一堂通識課就勇敢決定發給同學事先印好的Ａ４海報，並且站起來告訴大家：「我叫曾柏穎，我有妥瑞症。」

記得當時我還在沒有人看到的地方，猛捏大腿告訴自己：「要勇敢」、「要堅強」、「不要害怕告訴大家我有妥瑞症」。有了第一次的經驗站上臺說出自己的狀況後，後來我陸續在很多堂課都做了同樣的倡議。我一邊發抖、一邊向同學解釋自己的症狀，很謝謝當時的老師，以及給我鼓勵的同學，一點一滴為我建立信心。

曾經有一次，我因為太緊張發了太多海報，沒想到當同學回傳給我的時候，我竟然瞥見其中一張海報上畫著小小的笑臉，旁邊還寫著一句：「加油」。看到的當下我真的很想哭，這樣一點點的回饋都是支持我繼續前進、繼續為自己努力的莫大鼓勵。

我發現，當我接納自己的妥瑞症，也就愈來愈不會為自己的症狀感到抱歉。我當然不願意打擾到別人，但當症狀比較嚴重而驚擾到身邊的人時，我不會再用那種卑微到不行、彷彿「都是我的錯」的態度來表達，反而是會溫和有禮的告訴對方：「你好，我有妥瑞症，所以會不由自主的發出一些聲音，假使打擾到你，不好意思！」

就結果來看，也許我說的話還是差不多，但卻有非常大的差別。唯有用這樣的方式，我才能讓更多人明白妥瑞症患者的困難。即便我們和一般人不一樣，還是可以用充滿善意的態度彼此包容，讓這個社會對待特殊族群能有更多理解。

參與倡議提升自信，並且改善人際關係

在課堂上為自己倡議的經驗，讓我思考除了卑微的說對不起，還有沒有別的表達方法？有沒有可能藉著這個機會，讓社會大眾更認識妥瑞症患者的需求，就像所有與一般人不同的族群，也都需要人們的善意和理解。

「為自己倡議」的行動，對我帶來很深的影響。我發現去認識和自己不同的人並沒有想像中這麼可怕，也學到在什麼樣的情況下，要用什麼樣的交流方式可以達到更好的結果。相較之下，拓展人脈應該是其中最不重要的一件事。

漸漸的，我的自信心提升了，除了因為「為自己倡議」的行動，另一方面是我愈發真心的接納自己，這些都為人際關係帶來很大的幫助。

舉例來說，因為我的妥瑞症狀很明顯，所以不論走到哪裡，都要面對別人的異樣眼光。過去我會卑微的頻頻道歉：「不好意思，打擾到你」、「對不起，我有妥瑞症，我沒辦法控制自己」，但在不知不覺中也矮化了自己，甚至連自己都相信：「曾柏穎真的是個麻煩」。

但是請不要誤會，我並不是「自信心爆棚」的人。雖然大學時期的我比過去開心，也終於交到許多朋友，但我還是會擔心自己不被別人喜歡、沒辦法融入群體。每每來到新環境，或是剛好情緒比較低落時，我還是會對別人的反應很敏感，一點風吹草動都會讓我擔心：「我讓對方生氣了嗎？」、「別人是不是不喜歡我了？」

我想表達的是，人際相處是一輩子的功課。因為身心狀況和環境的變動，導致我對自己的感受也會不斷的改變，一下子有自信，一下子又害怕別人不理我。這些感受都很正常，因為沒有任何人可以永遠處在顛峰狀態。而我，也在這些情緒起落的過程中得到最大的收穫，學會了「不鑽牛角尖」。

每一個人的生命都有不同的考驗，只是我的課題比較明顯。如果搭乘時光機回頭看看過去的自己，就會知道那是個駝著背、低著頭，講話小小聲、不敢看著別人眼睛的畏縮小男孩。然而現在的我，已經可以自信的抬頭挺胸、眼睛看著別人說話，並且用清楚宏亮的聲音表達自己的看法。

自我賦能，找出自己的獨特亮點

我在國立中山大學攻讀碩士的時候，課業壓力讓我的症狀更嚴重，也直接影響到我身邊的人。當時我可以感覺到，坐旁邊的人因為被我影響而不太高興，不過也只是很小的情緒反應，對方很快的就不在意了，可是我的心裡卻怎麼樣都過不去！

我不斷重複想著：「曾柏穎，你是不是又讓人家不高興了？」、「糟糕！他是不是討厭我了？」因為沒有辦法讓自己停止鑽牛角尖，如果自卑感是大洪水的話，我應該已經在那天被淹死了。

我知道，沒有人想跟充滿不安全感的人當朋友。為此，我尋求諮商師的幫助，終於整理出最有可能的原因，原來是因為過去的負面經驗持續影響我現在的生活，導致我很容易放大別人的情緒反應，因此才會認為對方是在針對我，同時也直接否定了自己的價值。

那麼我的價值在哪裡呢？如果我能夠回答出這個問題的答案，那麼當別人對我表現出負面的感受時，我就可以把「當下的事件」和「個人的價值」區分開來了。別人可以對我不滿，但我的價值並不會被影響，這麼一來，我也就不用那麼在意別人的不高興了。

我花了很多時間來沉澱、反思和自我對話，並且找出自己的特長和亮點。我的存在能為這個世界帶來什麼貢獻？在我還活著的日子裡，我可以為身邊的人多做哪些事情？包括做研究、演講、寫書……等，隨著我寫出來的答案愈來愈多，在這個被我稱為「自我賦能」的練習中，我也愈來愈健康、強壯。

慢慢的有朋友主動告訴我，他們喜歡跟我做朋友、和我在一起很少會感到無聊。也因為我對他人情緒敏感的細膩心思，所以大家樂於向我尋求各種意見。這些能敞開心胸和我侃侃而談、分享生活經驗的人，幾乎都不會害怕和我一起走在街上。即使和我在一起就得面對社會大眾的異樣眼光，但只要彼此合得來，我的「症狀」就不是阻礙。

這些從別人身上得到的正面回饋，讓我對自己更有信心。同時我也提醒自己，不要把自信心和價值觀建立在別人的身上，當社會對我不友善、人們不再這麼喜歡我的時候，我也要有能力好好的接住自己。

8 學習與「不舒服」共處

妥瑞症把我與世界區隔開來，我曾經很氣憤、很無奈，怨恨自己與生俱來就是這個模樣。但是，當我可以真心接納自己的不同、接受自己的妥瑞症、相信自己是世界上獨特的存在，我就不再覺得自己孤立無助。即使是一個人，也不一定就不好。

但是我沒有因為自己有妥瑞症就躲起來，也沒有因為別人霸凌我、嘲笑我就畏畏縮縮。除了因為我本身就是一個樂天的人，最主要的原因是爸爸對我的教育方式，至今仍讓我印象非常深刻。我知道有非常多妥瑞症孩子的家長，會選擇讓孩子待在家裡，儘量不要出門以遠離事端，但爸爸對我則是採取完全相反的方式，甚至有好幾次在我症狀最嚴重的時候，他都堅持要在那個當下帶我出門。

自我修復，擁抱當下孤獨

大多數的妥瑞症孩子，都會經歷來自家庭或學校的挫折，可能是旁人的負面回應，或是各種批評指教等。若這個孩子能好好的消化這些訊息，藉由反思而對自己有更深層的理解與認識，他就可以用正面的態度來回應，並且分辨這些「指指點點」裡，有哪些是自己需要改變的？又有哪些話只要聽聽就好，不必放在心上？

而這樣的能力，對妥瑞症孩子的人際生活和未來發展有很大的助益。

每當想起自己在最需要朋友的時候，總是孤孤單單的一個人，我就會忍不住鼻酸。我曾經是多麼的孤單啊！最慘的是發生國中墜樓事件後的那兩年，我每天只能躺在床上，其他什麼事情都做不了，也沒有什麼人來探望我。

或許是那段時間太慘了，才會讓我在之後的日子，漸漸的習慣與自己相處。只要還有能力可以到處逛逛走走，感受到自己稍微可以融入社會、想著世界還有這麼多有趣的事情等待我發掘，我就可以帶著感恩與期待的心，擁抱自己當下的孤獨。

我每天會利用十分鐘的時間，一個人安靜的反思。回想今天做了什麼事情？發生了哪些事？我有什麼感受？藉由與內心對話，讓自己放鬆並進入更深層的思考。這個習慣帶給我很大的幫助，不僅可以讓我原本紛亂的心平靜下來，就連一些負面的情緒，也可以因此得到抒解。

而當遇到困境，或是覺得自己的電力耗盡時，我也常常使用到三個大絕招。第一個絕招，是告訴自己「夢想離我不遠了」，只要保持衝勁、樂觀和開朗的心，目標就在不遠的前方。第二個絕招，是操練自己適應獨處的時刻，學習即便只有自己一個人，也可以把生活過得充滿意義。最後一個絕招，是常常提醒自己「適時的宣洩情緒，前方的路才能走得長遠」。

症狀愈嚴重，愈要出門面對「不舒服」

我的人生一直過得「很不舒適」。舉例來說，在成長過程中常常要忍受別人的閒言閒語「很不舒適」、沒有朋友只能自己一個人「很不舒適」，就連大學畢業那年沒有去游泳池工作而選擇繼續攻讀碩士也「很不舒適」。有些情況我無法控制，但也有很多時候是我逼自己走出舒適圈，強迫自己離開安全地帶、直接面對內心的恐懼。

爸爸總是告訴我：「柏穎，如果你因為症狀不舒服就想窩到舒服的環境裡，那麼你永遠都只能這樣。」因此，當我症狀嚴重的時候，爸爸反而會開車帶我到人多又吵雜的地方。當時我不理解為什麼爸爸要這麼做，直到長大後，我才明白他的用心良苦。

當我因為人多、症狀嚴重而大吼大叫，必須面對別人不友善的眼光時，爸爸會告訴我：「柏穎，你的機會來了，你要去告訴別人『你怎麼了』。」他沒有因為我有妥瑞症，就允許我用「逃避」這個藉口待在家裡，反而是一遍又一遍的告訴我：「如果你一直不敢走出去，以後要怎麼獨立？」

後來，隨著我開始演講、接觸到更多的妥瑞症家庭，我也愈來愈深刻體會到，一個人之所以能在人生道路上有所突破或克服困境，其中很大的關鍵是自己有沒有獨立思考與反思的能力。

我從小就得面對旁人的異樣眼光，也知道要自己不去在意別人的想法很困難。但我也只能這樣鼓勵那些和我有同樣經歷的孩子：對於別人說的話，真的不用太放在心上。

就算有人對我們惡言相向，也不代表我們沒有資格交到真心的朋友。人生充滿無限可能，只是當下的處境對我們比較困難。但你永遠不知道未來會發生什麼事情，說不定明天的太陽照在我們的身上特別溫暖，明天的日子也會比今天更精采。

9 校園霸凌不一定是無解的難題

過去我在各單位演講時，常被問到這個問題：「怎麼做才能減少校園霸凌？」儘管我清楚被霸凌的痛，也反覆思考這個問題不下千百次，仍然沒辦法回答出一個很好的答案。

拜讀二〇一六年臺中律師公會所發行出版的《校園法治教育的新思維：修復式正義》後，我有很深的感觸。在書中，陳怡成律師、鄭若瑟醫師與謝慧游老師等三位作者共同闡述了一個理念暨行動方案，有高度機會能把創傷經驗導向癒合與和解。

推廣修復式理念，平衡法律懲處之不足

我認為，人類天生就有排斥與自己不同之人的傾向，而在這樣的情況下，霸凌不可能從社會上消失。書中所闡述的「修復式正義」與我的想法很接近，因為如果傳統性的懲罰有用，我也就不會被欺負得這麼慘了。

什麼是修復式正義？修復式正義是藉由積極態度匯聚各方力量，以修復受損社會關係的司法活動與過程。其核心思想是將傳統性的「懲罰」矯正轉型聚焦在「修復傷害」，並以「癒合」做為最終目標。修復式正義不僅可以修復彼此的關係，更重要的是可以修復自己受傷的生命經驗。

曾任臺中地檢署檢察長的張宏謀先生，在這本書的推薦序裡寫下這段話：「我們的社會每天都有不同的衝突發生，而法院常是民眾期待定紛止爭之場域。但我們會發現在法律人所重視的『犯罪事實』背後，還有許多故事，包含加害人、被害人及利害關係人，他們有關心他們的家人和朋友，他們有過去，有現在面對的困境，也有因犯罪而充滿不安與不確定的未來。這些人，甚至整個社區、國家，因犯罪事件產生的糾葛，常無法藉由法院宣告有期徒刑、拘役或罰金刑之判決就可以理個清楚。」

他從法律的角度出發，點出了一個重要的事實，認為人與人之間的衝突，可以用法律條文來懲處讓紛爭止息，但用這樣簡化的方式處理，其實並沒有解決兩造的問題，也不會為雙方帶來長遠的益處，甚至還可能從這個紛爭衍生出更多的紛爭。

他談到臺灣法務部自民國九十七年推行的「修復式正義試行方案」，在冰冷的刑事程序中，啟動加害人與被害人對話的修復機制，協助雙方了解犯罪事件發生的始末與真相，進一步協調、弭平雙方的怨懟，甚至開啟修復破裂關係的機會。如此一來，竟在本來受傷的關係中誕生出新的生命！

人，才是校園衝突要處理的核心

學校是社會的縮影，同樣有不同的衝突天天發生。若將同樣的修復式理念用於校園中推廣，以這樣的模式來解決校園衝突，就有機會在雙方都感到安全的情況下，透過對話來同理彼此的行為、意識到自己所造成的傷害，並且幫助行為人承擔責任，如此一來才能直搗問題核心，讓學生從負面的衝突與傷害中獲得學習的機會、找出避免衝突的方式，並且有效防止再犯。

按照社會法律與學校規定懲處，雖然有助於釐清責任並得以暫時停止或解決問題行為，但對「人心」卻毫無助益，因為懲罰也許會讓學生害怕，但有些人因應害怕的策略是想辦法不要被老師抓到，而不是停止犯錯的行為，這麼一來就失去法律與校規原本的懲處意義了。

校園爭端的解決之道，應從「人」的關係開始，而不是從「事」的角度來解決，「教化人同理心」是修復式正義裡其中一個核心重點，一旦我們有同理心，就會避免使用傷害他人的方式來解決衝突，但要達到這個理想，確實還有漫漫長路要努力。

身為校園霸凌的受害者，我曾經無數次被欺負、圍毆到血流不止，同學惡意的眼神和輕蔑的語氣，至今在我腦海裡仍然清晰，然而當時卻沒有任何人站出來為我主持公道。如今再回想，可惜的不只是我在被霸凌過後持續受到傷害，同時也失去了機會無法與那些欺侮我的人當面坐下來談一談。如果能告訴他們我所受到的傷害是什麼，或許我可以更了解為什麼他們要這樣對待我，背後的起心動念又是什麼？

曾經有同學把我從椅子上踹倒在地，我好聲好氣的對他說：「我想知道為何你要這樣對待我？我沒有影響到你的生活，為什麼你要這樣欺負我？」如果當時學校有推廣「修復式正義」的理念，或許就不會只是我和他彼此的對話，也不會只聽到他輕蔑的回我一句：「我就是想欺負你」。

我不是沒有嘗試過向老師反應問題。只是當我將霸凌的過程鉅細靡遺的告訴老師時，老師也給了我差不多程度的冷淡回應：「你確定同學有惡意？他不是在跟你玩鬧而已嗎？」

導入修復式對話，有效落實「校園反霸凌」

儘管當時的校園也有「反霸凌」的呼聲和倡導，但在面對霸凌的情況下，我始終沒有可用的因應策略。最常見的處理方式有兩種：

第一種處理方式，是把欺負我的人找來向我道歉。但就算對方道歉了，我也經常疑惑他真的知道對我造成多大的傷害嗎？更糟糕的是，這種處理方式會讓我之後被欺負得更慘，因為對方會覺得：「曾柏穎敢去告狀！我就把你欺負得更慘！」

第二種處理方式更沒有效果，那就是「檢討受害者」。過去老師曾經質問我：「為什麼被欺負的都是你呢？那個誰誰誰怎麼就不會被欺負？」處理霸凌事件非黑即白，若不是欺負我的人有錯，那就是我自己有問題。然而這樣的觀點卻與修復式正義想走的方向完全不同，也讓我始終對這段求學生涯帶有遺憾。

「修復式對話」一直是修復式正義裡的一個重點，經過會前的充分準備，邀請霸凌者和被霸凌者同時出席在現場，在第三方促進者交互詢問並營造安全的空間和促進下，讓雙方都能充分表達自己的看法，並且看到自己的行為對自己和他人所造成的影響。在理想的情況下，希望能讓霸凌者願意主動承擔責任、面對羞恥。

雖然我沒有經歷過與霸凌者之間的修復式正義對話，但在我的生命中曾經發生過一段很特別的故事，非常接近修復式對話「替兩造帶來正向改變」的期望。

修復式正義的和解：那一天我們都哭了

我曾轉學換過兩所國中，而我是在就讀第二所國中時發生墜樓事件。如果往前回推，第一所國中老師的不友善是我轉學的主因。當時的班導是社會新鮮人，或許是因為沒有足夠的教學經驗，因此在面對我的很多狀況時，他的態度都很不好，也常常表現出很沒有耐心。

之後我轉學了，從第一所學校的特教老師（我和這位特教老師的關係非常要好）口中，輾轉得知這位班導常常詢問我的近況，想知道我轉學後過得好不好。我隱約的感覺到，當時我們的相處在彼此的心中都留下遺憾，或許他也為此感到很抱歉。

時間快轉來到我的碩士班時期，指導教授鼓勵我回去找這位班導。於是，我買了花來到這位老師的辦公室。沒想到我們彼此一見面就潸然淚下，我跟老師道歉：「老師，不好意思。我在當時造成你這麼多困擾，一定讓你很辛苦吧？」我感覺得出來，老師很難過。接著，他也哭了，告訴我當時應該有更好的方法回應我的需求，但是自己卻用了不好的方式來對待我。

原本我以為自己再也不會和這位老師有交集，想不到卻在彼此真誠的對話下重新建立關係。本來錯誤的、讓彼此都傷痛的事情，卻因此產生了良善的結果。

這件事情給我很深的體會：我們有能力改變許多事情的走向，只看我們有沒有足夠的勇氣做出改變。只要多一點的智慧和勇敢，就可能跳脫本來的惡性循環，在新的思路和決定中創造出新的可能。

體現善意溝通模式，機場裡的超暖救援

《校園法治教育新思維修復式正義》書中，還提到另一個「善意溝通

模式」（又名「非暴力溝通」）理論。這個理論的意思是，我們所做的每件事情都是為了自己的需求，而別人對我所做的事，只是在他們的認知下，為了滿足自己的需求，所能做出的最好方式。但是因為每個人都有自己既定的思考模式，很容易把自己的評論誤認為是客觀的事實。當內在的需求沒有被滿足時，就會產生許多負面情緒與暴力語言，而造成溝通的困難與衝突。

善意溝通模式指出，理解自己和他人有四個要素：觀察、感受、需要、請求。如果我們能有意識的轉變談話與聆聽的方式，不再照著習慣的反射式反應，而是能明白雙方的感受和需要，具體表達出請求，那麼就能同理對方、建立連結，並且化解衝突。基本上，善意溝通是一種深度同理心教育。

我到美國壯遊的那一年，有一次在搭乘國內航線的時候，碰到讓我非常崩潰的事情。

當時我為了省錢和避開人潮，選擇搭乘晚上的紅眼班機。即使是這樣，我在候機的時候還是很焦慮，也因此頻頻發出怪聲。這時，兩位身材高大的航警走到我面前，表示有人投訴我發出奇怪的聲音，因此要求我拿出證件和妥瑞症的診斷證明。

當下我非常生氣，也不願意配合。航警憑什麼看我的診斷證明？如果是因為我發出聲音而要求我交出個人資料，那麼當時在我身旁也有發出哭聲的孩子、大聲聊天的人們，他們也都發出聲音，為什麼只有我要接受盤查？

最後我還是遞上了證明，航警看過後，一聲不吭的轉身離開。我在原地憤怒的嘶吼：「我就是有特殊需求、一個有身心障礙的人，為什麼要投訴我？」接著，我起身再到櫃檯換機票，沮喪的說：「請幫我安排一個人的位置，一個不會有人欺負我和霸凌我的位置。」

我哭得很難過，突然有一位女士拍了拍我的肩膀，真誠的握著我的手說：「你不要難過了，我可以陪你！」接著她轉頭告訴櫃檯人員：「這個人被誤會了，我希望可以陪伴著他。」她表明了要把自己的座位換到我的旁邊，方便就近照顧我。當下我非常感動，也很驚訝。

更特別的是，這位女士後來真的跟著我一起去搭飛機，途中還時不時的模仿我的妥瑞症狀，像是身體的抽動、發出怪聲……等。在一般的情況下，「模仿妥瑞症狀」這樣的行為會讓我不太舒服，但當下我的感受一點也沒有不好，反而是打從心裡非常感謝她。

我深刻感受到她要傳遞給我的訊息：「你不孤單，別難過囉！」她明白我的焦慮、孤單、無助等感受，以及希望被理解、接納和支持的需要，因此主動用具體的行為來照顧我的需求，這就是深度的同理心。最後轉機時，雖然我們的目的地不同，但是這位女士還是很有耐心的陪著我來到轉機的地方，在確定我一切都安全後，才離開前往自己要去的地方。

「你必須跟我一起跑步了！」這是當下要追趕轉乘的班機時，她對我說的話。那時候我不明白為什麼她要這麼說，心裡正疑惑著：「我們不是要分道揚鑣了嗎？」接著我才知道，原來是她要陪著我一起跑，直到看著我跑到登機門，才安心的轉身離開。

「接下來，我沒辦法繼續陪你搭飛機了。但是有任何情況都可以打電話給我，可以的話，我會盡力幫助你！」看著這位女士留給我的紙條，想到自己生命中經歷過的種種磨難，以及這些讓我百思不得其解的友善，我只能流著淚，感謝上蒼讓我遇見這樣良善的人。

即使霸凌不會消失，還是可以期待良善的結果

對於《校園法治教育新思維修復式正義》書中談到的修復式正義與善意溝通，雖然我沒有太多類似的經驗，但我相信這樣的模式絕對有助於改善霸凌的情況。修復式正義很強調思維的改變，這代表需要非常多的教育與投入相當長的時間，才可能在未來的校園裡看見改變。

臺灣有許多單位，已經開始努力在實踐修復式正義的理想，像是臺灣的善意溝通修復協會，只是學校還是以升學為主軸，因此關於以人為本的教育、學習對他人的友善包容、社會情緒學習等教育，在多數時候都會被排在比較後面。不過，這至少是一個值得努力的方向，當愈多人重視這件事情，就愈有機會更快的帶來改變。

在我的生命中，還有另一個埋藏起來的小故事。在這個故事中，雖然當事人和我並沒有面對面談話，但卻在各種機緣巧合下，一定程度的化解了心中的遺憾。

有一次我參加一場知名講者的課程分享，我選擇坐到演講廳最後面的一處階梯，儘量讓自己不要影響到其他人，也好讓我可以稍微遠離人群、比較舒服一點。

不過，當時我的症狀還是很嚴重。就在此時，臺上的講者不經意的隨口說了這句話：「我來的是動物園嗎？怎麼有青蛙在叫？」現場氣氛瞬間凝結。接著有同學主動舉手說明：「班上有一位罹患妥瑞症的同學，他不是故意的。」這位講者似乎也意識到自己說了不該說的話，但是卻沒有更多的回應或道歉，對此我也很耿耿於懷。

事情就這樣過了好多年，有一次我在滑臉書的時候，無意間發現這位講師分享了我的新聞，寫下一段長長的文字。

那段文字內容大概是這樣的：「我曾經來到這位同學的學校演講，其實，我一直有一些虧欠。當時候我對臺下的同學講了這樣的話，說自己怎麼好像來到了動物園，有青蛙在叫。我因為聽到課堂上不斷發出的怪聲，想用自以為幽默的方式來回應這樣的狀況，但這個方式真的很不好，也讓這位同學感到很不舒服……我很是虧欠。」

那場演講結束後，我沒有聯絡這位講者，直到現在也沒有。但，我很常在對外的公開分享中談起這段過去，雖然這位講者或許也不知道我看到了他的臉書發文，但是因著他的坦承，在不知不覺中也化解了我心中的疙瘩。

我想，這段對於往事的真誠回想，必然也在他的心中，為自己當時的遺憾劃下了一個休止符吧！當我知道他已經意識到自己的語言對我造成傷害，並且願意面對、承擔之後，而我呢？心裡也就不再那麼難受了。我們兩個人都各自修復了自己的生命經驗、心中的傷痕得以癒合，進而可以翻過這一頁篇章，繼續再往前走了。

寫給15歲的自己

對於當年那個充滿防備心、只想躲在舒適圈裡，
卻又擔心沒有朋友的曾柏穎，
我有些話想對你說……

我非常明白，因爲國中、高中時期的被霸凌經驗，導致你對人有嚴重的不信任感，對任何人都充滿了防備心。直到上了大學，才開始敞開心胸認識那些主動釋出善意的人。也許就是因爲你感覺自己總是孤單一個人，所以才會很希望有人陪伴，並且也常常會懷疑自己到底有什麼問題、爲什麼沒有人願意跟自己當朋友？

其實這些問題的答案，可能眞的就是你和一般人有些不同，就像我有妥瑞症一樣，只不過可能現在的你還找不到原因，或者只是單純很害怕自己一個人罷了！

這正是因爲害怕受傷害，所以才會拚命想把自己藏進人群、縮進角落。以前當我症狀發作、很不舒服的時候，爸爸總是半強迫的堅持帶我出門，他要我把握機會學習面對自己的狀況，不要一不舒服就想躲起來。我非常感謝爸爸的用心良苦，因爲他不讓我躲起來，反而鼓勵我持續挑戰自己，終於在這樣的半推半就下，讓我克服了對人群的恐懼、活得更自信，並且學會與「不舒服」的感受共處，沒有成爲畏畏縮縮的人。

我想藉由自己的經驗鼓勵你，不論過去有過什麼樣的經歷，試著讓自己在進入新環境時，轉換新的態度來面對。我知道這很難，但請放下先入爲主的習慣，不要預設別人會用過去的方式來對待你，更不要預測事情的發展都會變得很糟糕。不論別人怎麼對待我們，都要善意做回應。

同時也要記住，除了眞誠與善意，請不要爲了「要有朋友」而討好別人。如果別人喜歡我，我很高興；假使別人不喜歡我，我也欣然接受。縱使在過程中感到挫折，也不要輕言放棄，要相信情況一定會有所改變。

不論別人喜不喜歡我們，我們都要成爲第一個喜歡自己的人，並且用力的擁抱、接住自己。不要擔心自己沒有朋友，也不要浪費太多時間在那些不願意和我們做朋友的人身上。眞心的摯友會接納我們本來的模樣，像我現在就有幾位非常要好的朋友，他們不在意我有妥瑞症，而且我們是眞心的彼此相待。

儘量不要在人際關係裡過度的鑽牛角尖，而是要相信自己是獨特的創造。雖然你與別人不同，但並不代表比較差；你現在沒有要好的朋友，也不代表一輩子都會這麼孤單。試著把一天的心情寫下來爲人生做紀錄，並且固定每天花一點時間與自己獨處、進行有意義的檢討、思考如何讓生活過得更好，進而找出自己的獨特亮點，並且把這些亮點擴大、發揮出來。

同時我要鼓勵你，嘗試在自己可以接受的範圍內，勇敢的走出舒適圈，去面對那些會讓你感到焦慮和害怕的人、事、物，或許你會發現，並不像自己原本以爲的這麼可怕。更棒的是，你會在過程中發現，原來自己可以克服恐懼，並且變得愈來愈強大。

10 找到自己的生存之道

上了大學後，我除了關心與妥瑞症有關的議題，也開始關注不同的社會運動。其中幾個有趣的經驗，是我在國立中山大學社會所時期，參加地球公民基金會所舉辦的一系列反空汙活動。我在二〇一五年的蝙蝠俠路跑活動中扮演反派「小丑」，為此我還特別去面試才得到這個角色的演出機會，在主辦單位精心設計的幾個橋段中，我就戴著小丑的標誌性綠色假髮、化上誇張的妝容，和路過的民眾拍照。

因為小丑瘋瘋癲癲的形象很適合我，因此成功吸引人潮來索取傳單和簡章，讓更多人了解空汙對臺灣的影響。在當時，這個活動甚至還登上多家媒體的版面。除此之外，還有許多同樣讓我印象深刻的社會運動，也讓我在參與的過程中深刻體會：行有餘力之時，如果能為社會多做一點貢獻，我們的生命將會更有意義！

參與公共事務，明白自己存在的價值與意義

不久前，還有一位國中老師打電話向我求救，因為他的班上轉學來了一位患有妥瑞症的孩子，他想知道該怎麼幫助他。其實，過去我也常常會接到類似的電話或請求，希望我能用過來人的身分陪伴妥瑞症的孩子聊天。

投身在這些看似與我無關，卻又與這個社會息息相關的事情中，我愈來愈明白自己存在的價值與意義。隨著我的經驗、見識和人脈不斷累積，也慢慢認識更多和我一樣患有妥瑞症的人，明白他們正過著什麼樣的生活？有什麼樣的需求？我可以為他們做什麼？

在參與社會運動的過程中，我發現當自己很認真在關注某件事情時，我的妥瑞症狀也會相對減輕。當然，若我的情緒在過程中被挑起，那麼症狀也會變得更嚴重。不過整體來說，關注並適度參與社會運動對我有很正面的影響。

我不見得會鼓勵罹患妥瑞症的朋友參與公共事務，因為當外在環境不穩定或個人狀態不好時，公共場合裡的活動可能會讓一切變得更糟糕。但是我很鼓勵妥瑞症的病友，鼓起勇氣為自己的生活設定一個可以達到的目標，並且在這個目標以外再多跨出一步繼續努力。

我在博士班的一位同學，對我說了一段話讓我反思很久。這位同學先是謝謝我，他說在認識我以前，並沒有想過要出國讀博士班。

雖然他對當時的自己很滿意、出國這件事聽起來很不錯，但這個想法似乎有些遙不可及。但在認識我以後，他開始思考自己的生命還有沒有其他可能？那些讓自己害怕、擔心能力難以勝任的目標，會不會其實沒有想像中那麼困難？

最後，我的這位同學決定也要和我一樣，到國外攻讀雙博士學位。不久之後，他會出發前往澳洲墨爾本，我也會前往美國加州大學洛杉磯分校繼續唸書。我還記得他告訴我的那一天，我心裡不斷想著：「曾柏穎啊~你何德何能?一頭傻勁的努力到今天,沒想到竟然還真的影響了一些人。」

此時此刻,我正一頭栽進的博士班論文研究中,首要進行的主題就是最有可能解決日益嚴重的霸凌問題,同時也是在教育前端的最重要工作:如何提升學生的「社會情緒學習」(Social Emotional Learning)能力?藉由培養學生更好的自我覺察、自我管理、人際技巧……等能力,我過去所經歷的悲劇說不定可以不再發生。

找到妥瑞症生存之道的三步驟

我並沒有比這位同學更勇敢或更聰明，生活中的每時每刻，我還是得要鼓起勇氣，才能讓自己做出不要逃避、不要退縮的決定。因此，每當我在面對妥瑞症的孩子時，我都會一直告訴他們：「對於像我們這樣罹患妥瑞症的人來說，『接納自己的妥瑞症』是生命中非常重要的一件事！」

當然，我不會說出「罹患妥瑞症真棒」這種話，但唯有「接納」與「理解」，才能在生命中帶出新的開始。我想特別鼓勵那些正飽受妥瑞症狀所苦的孩子，一定要找到與妥瑞症和平共處的方式，不見得要逢人就講自己有妥瑞症或隨身帶著工作犬，但一定要找到自己的生存之道。

對我而言，「勇敢接納自己」是找到妥瑞症生存之道的第一個步驟。或許有一天，我們都可以成為對社會有影響力的人，也可以參與公共事務為弱勢族群發聲，並且在團體中找到自己的歸屬感。但是在這一天到來之前，我們必須知道如何管理自己的疾病的症狀，並且學會與這些症狀共處。

罹患妥瑞症的人，多半都有旺盛的精力與生理能量，需要被適當的宣洩和釋放。因此，找到妥瑞症生存之道的第二步驟，就是完全的明白這件事情，並且有默契的與症狀共處。

找到妥瑞症生存之道的最後一個步驟，就是要找到自己的獨特之處。

既不必羨慕別人、與別人比較，也不要模仿別人，只要我們愈了解自己，就會愈清楚自己在社會上的角色與定位。

雖然我習慣為自己倡權，但不代表每個有妥瑞症的人都要這樣做。其他像是參與公共事務這些事，也是一樣的道理，低調參與也很好，默默關注也可以。

事實上，妥瑞症的病友可以有很多不同的發展，我們這樣的人看似受限，其實仍然擁有很多機會，千萬不要看輕自己。像我身旁的妥瑞症朋友，有人是演藝圈知名歌手的和聲工作者，還有人是國際得獎的花藝家，他們都在自己的專才領域有相當優秀的表現。

勇敢接納自己的疾病或缺陷，才能找到被接受的環境

如果沒辦法接受自己的妥瑞症，甚至想要壓抑自己的症狀，那麼這樣的人生必定會相當辛苦。

我認識一位同樣罹患妥瑞症，但症狀比我稍微輕微一些的朋友。儘管公司沒有因為他的妥瑞症而刁難他，但他始終沒辦法接納自己的症狀，總是無時無刻覺得自己會造成同事的麻煩。

下班回到家，女朋友又要求他「安靜一點」、「不要一直動來動去」，導致他在工作與生活倍感壓力。這位朋友向我哭訴，覺得自己簡直就像是被要求二十四小時都不能表現出妥瑞症狀，但他明明就是

妥瑞症患者，而且這些症狀也不是他所能控制的啊！

即便是有先天缺陷或罹患疾病的人，他們所面對的困境也都不一樣。但是面對疾病的態度，會影響個人在生活中的選擇，而這些選擇也會直接影響性格，導致壓抑、忍耐、卑微……等情緒反應，進而對身心健康造成負面影響。但是，我們卻可以選擇要用什麼樣的生存之道來活著。以我個人的經歷來說，我相信只要願意接納自己，就一定可以找到能接受我們的環境。

我無法想像沒有妥瑞症的曾柏穎，今天會是一個什麼樣的人。如果我在十歲那一年沒有發病，那麼我應該會和多數人一樣正常的長大，也許現在的我會是個傲慢又自私的人也說不定。

妥瑞症確實帶給我很多糟糕的經歷，但也成就了現在的我。我有機會來到美國加州大學洛杉磯分校的妥瑞症研究中心工作、有機會前往哈佛大學演講，甚至未來可能還有更多機會分享自己的故事。隨著我愈來愈成熟，妥瑞症也不再是我極力想甩開的累贅了。

但是，很多時候我還是會在心裡吶喊：「活著，真的好辛苦啊！」那種飽受疾病所苦、彷彿度日如年的感受，而且症狀時不時的還會跑出來搗亂，在各個層面影響我的身心狀態。

其實我想表達的是，即使我們很勇敢的接受了自己的缺陷和生活中的困難，也還是會感到「心好累」、「好沮喪」、「好難熬」，有這些情緒都是非常正常的。這些感受提醒我們要適當的休息，因為在休息和放鬆之後，才有更多的力量來面對眼前的生活。

我常常提醒自己，不要把「難熬」當成是頹廢度日的藉口，也不要因為沮喪、失望或生活中的挫折，就忘記自己設定的目標。

接納與理解，讓自己和社會變得更美好

對我來說，我最在意的就是妥瑞症的霸凌議題，以及妥瑞症在校園裡和社會上的「汙名化」情況。我同時也很清楚，這些情況的出現很大一部分的原因是來自人們對這個疾病的不了解，進而因為不了解而帶來誤解，然後在後續衍生出更多麻煩。

知名的人類學家安德魯・巴克瑟（Andrew Buckser）認為，妥瑞症是

「旁觀者的疾病」（Illness of the observer），與其說妥瑞症是影響患者生理的疾病，倒不如換個說法，以「旁觀者對這個疾病的了解」來表述會更為貼切。隨著人們對妥瑞症的了解程度不同，表現出來的反應也會有相當大的差異。因此，真正需要被治療、有必要改變態度的對象，其實並不是妥瑞症的患者，反而是那些出現在妥瑞症患者周遭的旁人。

有一次，我因為行程考量，不得不選擇搭乘高鐵，如果不是這樣，一般情況下我一定是能避免就避免。當天在高鐵行駛的過程中，我明顯感受到坐在我旁邊的女生非常緊張，時不時的抓緊衣服並確保和我維持一定的距離。

我不想造成她的困擾，同時也了解她的擔憂。於是，我主動告訴這位小姐：「不好意思，我有妥瑞症，但是我不會傷害妳，也不會帶來任何危害。」經過我的一番解釋，沒過多久，這位小姐已經卸下心防，在原來的位置上睡著了。

缺乏認識、缺乏理解、缺乏接納，會為自己和社會帶來很多問題。如果我們希望這個世界更美好，就從對旁人有多一點主動的理解、對我們自己的缺陷有多一點的接納開始吧！

11 爲妥瑞症倡權

妥瑞症的孩子，非常需要大環境的包容和理解。遺憾的是，我們可能永遠沒辦法期待學校或社會能在第一時間就接納一個會發出怪聲、亂抖又亂叫的人。如果這個孩子的父母能用充滿愛、關懷和接納的態度來肯定他的生命，那麼不論外在環境給他什麼樣的打擊，這個孩子都不會失去站起來的勇氣。

接觸妥瑞症的家庭、與這些孩子的家長對話，是我積極為妥瑞症患者倡權時非常重視的事情。藉由每一次的演講，我可以了解目前校園裡的同學和老師對妥瑞症的了解足夠嗎？面對有其他特殊狀況的孩子，還有哪些可以改進的地方？

永不放棄，為生命找到出口

二〇〇八年的電影《叫我第一名》（Front of the Class），是改編自妥瑞症男孩布萊德・柯恩（Brad Cohen）的真實故事，劇中描述他如何克服學習困難，最後實現夢想成為教師的過程。這部電影非常感人，對我帶來相當大的啟發，同時也激勵我立志成為一位好老師，希望透過教育的力量來幫助更多像我這樣有特殊需求的人。

布萊德從小就會發出怪怪的聲音，是大部分人眼中的怪胎，為此他承受非常多的歧視，成長過程相當辛苦。但他是個滿腔熱血的人，對自己的未來有遠大的理想，只是在那個妥瑞症尚未普遍被大眾接受的年代，他的理想和抱負不斷的遭受打擊。

皇天不負苦心人，布萊德「永不放棄」的精神，最終為他的生命結出美好的果實。他的媽媽也是個非常了不起的人，從來沒有放棄他，也沒有因為有他這個兒子而感到丟臉。媽媽對他總是充滿信心，並用理解與支持的態度，鼓勵他勇敢走出自己的路。

每當我想起這部電影，就會想起自己的爸爸和媽媽。記得小時候，即使是在我的症狀很嚴重時，爸爸也很少說出會傷及我自尊心的話。就算脫口說出傷人的話，也一定會在情緒冷靜下來以後真心的跟我道歉。我的爸爸會跟我說類似這樣的話：「柏穎啊～我剛剛說了一些氣話，如果不小心傷害到你，或是讓你覺得不舒服，爸爸很對不起，我也不是完美的人，偶爾也會有情緒。」

爸爸和媽媽一直讓我相信：「只要肯努力、不害怕失敗，再大的困難都可以克服」。雖然我有妥瑞症，但是他們並沒有因此拋下我，也不認為這是「丟臉」的疾病。正是因為他們面對妥瑞症的態度，才讓我在經歷「墜樓」這樣可怕的事件之後，還能夠慢慢的爬起來，進而找到活下去的目標。

透過反思找原因，解決自己的煩惱

「嗨～我不會跟你講『加油』或『繼續努力』，因為這是一般人會告訴你的話。但是我不跟你講這些話，並不是因為我認為你不需要這樣做，而是你已經很努力了，只是速度比別人慢一點，但是你還是有在前進。持之以恆是最重要的事，我們都不知道未來會發生什麼事情，因此即使最後改變方向也沒有關係。

你需要做的是，過好每一天、找到生命的熱忱、知道自己為什麼而活，並且妥善運用自己的時間。可能你還是有一些缺點，或是別人覺得你有做不好的地方，知道以後努力修正、變好就可以了，不要太在意別人對你的眼光。請一定要記得：跟自己比就好了喔！」

這是當時十五歲的我，很需要聽到的一段話。遺憾的是，在我的成長過程中，只有一兩位罹患妥瑞症的大哥哥或朋友在旁陪伴和引導我。加上過去的社會沒有提供什麼給妥瑞症患者的資源，一般大眾也幾乎不認識這個疾病。在這樣的環境下長大，我希望可以為這個族群做更多事情，特別是為了那些和我一樣的孩子，推動更具包容性且充滿善意的社會氛圍。

在我陪伴妥瑞症孩子的過程中，最常聽到的煩惱就是「不知道怎麼面對新的同班同學」。一般來說，妥瑞症孩子的校園人際經驗都不太好，每換一個新環境，就會恐懼過去的經驗再次上演。因此我會試著幫助他們聚焦：真正害怕的事情是什麼？是煩惱別人不了解妥瑞症，還是擔心別人即使了解也不會接受你？

老實說，我提出的問題不太好回答，但是我刻意要他們反思自己的恐懼，因為知道真正害怕的原因，才有可能進一步解決問題。

希望更多孩子的未來「海闊天空」

記得有個國中的孩子這樣回答我：「柏穎哥哥，我真正害怕的是，不管我怎麼說、怎麼解釋，我的妥瑞症都不會被別人接受。」看著這個孩子垂頭喪氣的模樣，我在心裡想：「我可以為他做什麼呢？」

接著，我向這個孩子提出幾個建議，像是我到他們學校演講、陪他和同學聊聊……等。沒想到這個孩子又很直接的回答我：「曾柏穎的故事只是曾柏穎的故事，同學聽了也不見得就會接受我，畢竟每個人的狀況和際遇都不一樣。」

我想想也覺得很有道理，於是抓住機會和這個孩子的媽媽做了一些討論。這位媽媽告訴我，她想鼓勵這個孩子勇敢站上講臺，告訴同學自己有妥瑞症，就像我做過的「自我倡權」一樣。但我擔心這個孩子已經對社交感到非常焦慮，在這樣的情況下還要他站上臺說自己有妥瑞症，可能會「太刺激」。

這時候，我又想起《叫我第一名》這部電影裡，男主角學校的校長刻意安排他參加音樂會的橋段。電影中的劇情發展如預料之中，男主角的妥瑞症狀頻頻干擾音樂會的進行。於是，校長請男主角站到臺上，接著他們兩個人就一搭一唱的說：「你是故意發出聲音嗎？」「不是。」「你可以控制嗎？」「沒有辦法，這是一種疾病。」最後，在校長有智慧的引導之下，在場的每個人都明白了男主角的狀況，也能進一步的包容與接納他。

這段劇情給了我靈感，因此我建議這位國中生的媽媽，在孩子還沒有準備好要自我倡權的時候，老師的引導會是幫助孩子融入團體的更好方法。

又過了一陣子，我再打聽這個孩子的消息，得知他已經有了一位非常好的老師，加上這個孩子本身很聰明，因而也得到同學很多的愛和保護，國中三年都過得很快樂。

我感受到，自己這一路以來的努力有了回報，心中非常欣慰。只要有一個孩子能因為我而得到幫助、不用經歷我過去的人生，我的這些堅持就值得了。

透過「演講」走進人群發揮影響力

我從大學三年級開始站上講臺，「演講」已經成為我生命中重要的一部分。隨著愈來愈多人認識我，我也接觸到愈來愈多的妥瑞症家庭，進而深深感受到「家庭氛圍」與「重要他人的陪伴」對妥瑞症的孩子有多麼重要。

當然，即便不是妥瑞症的孩子，在好的家庭氛圍下成長也很重要。但這兩件事情對妥瑞症孩子的影響特別劇烈，我遇過一些不太了解妥瑞症的家長，逢人就說「生下這個孩子很丟臉」，或是因為擔心惹出麻煩，所以很怕帶孩子外出，因而多數時間都讓孩子待在家裡。這些都會直接影響孩子的人際交往，以及日後在社會上立足的能力。

在我成長的過程中，爸爸和媽媽從來不會拿我和其他人比較，也從來沒有讓我覺得「自己比較差」。他們的想法一直是這樣：「柏穎有妥瑞症，那我們就一起面對吧！」、「不要跟別人比較，你跟自己比就好了！」這也是我至今想要繼續演講、一直持續演講的原因，我想跟很多和我一樣的孩子也說同樣的話。

老實說，我也真的很喜歡演講！我喜歡看到同學在臺下專注的神情，也喜歡在演講之後收到同學和老師的回饋，這些都會讓我感覺自己又過了有意義的一天。雖然，每次演講都要「自我揭露」、把赤裸裸的人生攤開來給別人看，也的確這件事情常常讓我感到很疲憊，尤其在狀態不好時更讓我感到很焦慮，畢竟我也不想一直講自己有妥瑞症、一直重述十幾年前被霸凌的往事啊！

特別是每當我又開始覺得很自卑、覺得自己沒有什麼了不起的時候，真的會很想放棄。但為什麼直到現在，我都還是滿懷感恩的接受每一場演講的邀約呢？答案是：有一股比我的「脆弱」更強大的力量！

我深刻的知道，每一場演講的價值不在於講師費、不在於這場演講可能為我帶來的名氣，也不在於演講當下人們的笑聲，或者事後給我的鼓勵與回饋。

但是在十年、二十年以後，或許會有人想起自己曾經聽過一場演講，那場演講鼓勵他勇敢面對生命的困境、期勉他在對待與自己不一樣的人時能有更多的包容，同時也激勵他為自己的生命立下更高的期待，成為對社會有貢獻的人。

這是我的渴望。就是這個渴望，給了我非常強大的力量，讓我可以持續一年又一年講著同樣的故事，像水滴一滴接著一滴打在堅硬的石頭上，直到最後穿透。我相信，這個社會也可以有更多願意改變自己、願意包容理解、願意以愛溫暖相待的人。

每一次當我想放棄的時候，除了會用「改變社會」這個熱血的夢想來激勵自己，腦海中也經常會出現媽媽的那句話：「柏穎啊～你做了決定就不要三分鐘熱度！要為自己的決定負責！」

12 生命是一趟充滿驚喜的旅程

二〇一五年我獲得總統教育獎，這是我人生的轉捩點。當時，我用獎金為自己規劃了一趟橫越美國東部與西部的壯遊，並且在抵達波士頓後，接受了友人的熱情招待。只是沒想到，這位朋友竟然也同時對我發出一個「驚嚇指數相當高」的晚宴活動邀請。

因為臺灣的生活經驗，讓我對這類活動敬而遠之，但國外的環境可能和我想的不一樣。我也告訴自己，到了晚宴現場如果感覺非常焦慮，也可以在旁邊休息，不要太悲觀。於是，我抱著這樣的心情前去參加晚宴，果然並沒有我想的那麼可怕，宴會上的大家都很友善，也有很多人主動問我關於妥瑞症的事情。

不在壯遊計劃內的小插曲

原先我預計在這位朋友家住十天，但是當我住到第六天的時候，他告訴我正好有一場他主辦的晚宴活動，希望我可以去參加。當下我腦中的警鈴大作，因為過往的經驗告訴我，「參加陌生的活動」只會有壞事發生，一點好處都沒有，更別提這還是一場需要著正式服裝出席的宴會！

我藏起內心的驚慌失措，當場就拒絕了朋友的好意。但好心的他卻非常堅持要我參加，並強調如果未來想出國唸書，累積人脈非常重要。

我想一想，其實他這番話也很有道理。因此，即使我心中有千百個不願意，我還是決定拿出克服情緒低潮時的大絕招來說服自己：保持衝勁和樂觀，勇敢走出舒適圈，夢想就在不遠的前方！

結束美國壯遊回到臺灣後，我的心中出現了一個更大的夢想：我不只想要拿到碩士學位，更希望有朝一日能申請到國外頂尖大學的博士班，成為受眾人景仰、被學生愛戴的教授！

意想不到的驚喜：來自哈佛大學的邀請信

就在美國壯遊回來後的隔年，二〇一六年二月我收到一個邀請，一位哈佛大學的教授寫信詢問我，有沒有興趣前往哈佛大學演講，並且學校會幫我負擔全部的行程費用。原來，這位教授就是我在美國壯遊期間，朋友那場晚宴上的其中一位賓客，我沒想過自己竟然會被哈佛大學的教授記住。

其實，我在前往美國壯遊的時候，已經在很多地方開始演講了，過程中也一直在訓練自己的臺風和口條。而且每次演講結束，我都會請承辦單位給我一些改善的建議，同時也會反思自己當天的演講狀況，期許自己下一次做得更好。

雖然過程中有很多不容易，但是我總是告訴自己：「再遠的演講、再難到達的地方，只要去得了，都得去！」對一般人來說沒什麼大不了的通勤轉車，對我而言卻是莫大的壓力。因為每一次搭乘大眾交通工具，都會為我帶來極度的恐懼和不安，那種焦慮的程度是任何人都無法想像的。

但是，我並沒有因為演講的場次更多、人們給我的鼓勵愈來愈熱情，就不再感到緊張或害怕。每一場演講對我來說都是新的挑戰，表面上我看起來很鎮定，其實無時無刻都在克服身處陌生人群裡的焦慮與恐懼。然而，這些演講卻扎扎實實的歷練了我的生命，也讓我在無意之間收穫了不少機會。

在哈佛大學演講時，我非常、非常的緊張。由於英文不太好，我硬是把十頁的演講稿牢記下來，一字不漏的唸出來，最後終於完成了這場演講，並且獲得相當好的迴響。唯一的遺憾，是爸爸沒有機會看到我的演講。因為他在我飛往美國前就病逝了。但是我知道，他只是換了一種方式陪我，並且非常以我為榮。

從這一刻開始，我的人生有了新的開展，演講的旅程從臺灣到美國，再到馬來西亞。一扇又一扇名為「機會」的大門在我眼前打開。我克服了轉車和搭機的恐懼、抵抗了自卑和擔心被瞧不起的心魔，告訴自己：「新的語言、新的文化，這些都是不同的挑戰！面對磨練，不要害怕！」

三萬五千英呎高空上的人生體悟

前往國外分享自己的故事，這件事情本身並不困難。難的是要搭飛機、要轉車、要找路，我會因為緊張而不斷發出聲音，並且陌生的環境也會讓我的症狀加劇。當我影響到別人的時候，我有沒有辦法向人家好好解釋？當我看到有人皺起眉頭、面露出不耐的神情時，我可不可以先消化一下，再平靜的（用英文）說明自己的情況。

二〇一八年的馬來西亞演講經歷，至今仍讓我印象深刻。當時我搭乘的是某航空公司的廉價班機，但是因為我的症狀很嚴重，也不希望被大家誤解或造成困擾，於是我主動站到飛機的走道上，用中文和英文各說了一次：「我有妥瑞症，等等打擾到大家不好意思。」

其實，我當下非常的恐慌，整個人恐慌到若我不為自己做點什麼事情，我確定自己應該沒辦法熬過那趟航程。我清楚，沒有人有義務要接納或包容我，但我可以選擇要用什麼樣的方式與當下的環境共處。即使焦慮淹沒了我，我還是可以靠著自己的力量往上游，即使用盡力氣，也要回到水面上。

那天在飛機上，有人對我微笑、有人為我鼓掌，也可能有人覺得我很吵、很煩，心想：「這個人不就是剛剛那個好吵的人嗎？他站到前面幹嘛？他到底還要幹嘛？吵得還不夠嗎？」即使是這樣，我還是認為那個鼓起勇氣開口的時刻對我好重要！我的內心有被尊重的需求、有被了解的渴望，我希望大家可以接納更多與自己不同的存在。

更重要的是，如果我不為自己說，那就更沒有人會為我說了。

回憶過去的人生，我經歷了許多衝突和誤解，我曾經覺得自己別無選擇，因此面對所有事情都只能默默承受。但事實上並非如此，在飛往馬來西亞的航班上，讓我發現「我可以當自己的英雄」、「我可以為自己挺身而出」，並且主動用和緩且堅定的語調對大家說：「不好意思！我可能會有一些症狀，會發出一些聲音。」

謹記爸爸的期望，我要努力振作起來

對於國外演講和出國唸書這兩件事情，爸媽既不贊成也不反對。

我想，他們一定很擔心我在國外的生活，畢竟我和爸媽的關係一直很緊密，在大大小小的事情上，總有他們做我的後盾，陪著我一起面對這個社會的不友善、對妥瑞症的不理解。正是因為如此，所以當爸爸來不及看到我在哈佛大學的演講就因為癌症而病逝時，我非常悲痛。

爸爸過世後，我經過很長一段時間的低潮期。期間我用過去的成長經驗，幫助自己走出失去爸爸的傷痛，我告訴自己：「你和爸爸一起走過這麼多的日子，你們沒有留下任何遺憾。」

一想到這些年來，爸爸是怎麼在我症狀最嚴重時硬拉著我出門，想起他是多麼願意開著夜車帶我出去吹風，即便隔天一大早又要趕著出門上班，他也甘之如飴。直到今天，他的身影在我的腦海裡依舊清晰，我知道他還在我的身邊，只是用另外一種方式陪伴我。

我明白「愛要及時」的道理，也把爸爸對我的愛投入在自己想做的事情上。爸爸不要我做散沙、他要我成為照亮別人的燈塔，那麼我就要努力的為爸爸振作起來。

走過低潮，休息過後再啟程

除了爸爸的過世，還有另一件事也讓我挫折，那就是「讀書」。儘管我讀完兩個碩士後又接著唸了博士，但我依然還是像一隻「晚啼的雞」，需要比別人花更多時間才能進入專注讀書的狀態。

加上每天生活裡遇到的挫折，都會讓我感到焦慮和憂鬱，因此我也會有躁鬱的症狀。為了緩解這些負面情緒，我嘗試過很多不同方法，而「冥想」就是其中一種很有效的方法。

有人對於我會冥想這件事感到很不可思議。他們認為，妥瑞症的患者不是會一直動來動去，怎麼可能安靜的坐下來？我想，或許是因為我一直以來都會花時間獨處和反思，因而習慣在安靜的狀態下與內心對話，自然而然冥想這件事對我也就不會太困難。只是我沒想到，這樣的習慣竟然可以大大的舒緩我在身心方面所承受的壓力。

除了冥想，我還有另外兩個方法，可以走出低潮、舒緩身心壓力：

一是凡事量力而為。感到疲累的時候一定要休息，絕對不把自己逼到極限。意思是說，要用健康的態度接納自己的低潮，不一定要一直很勇敢，或是永遠都很積極正面。

二是多保留一點時間給自己，藉由適度的運動來轉移自己的注意力。以前的我，會把所有工作和行程都排得很滿；現在的我，反而很重視個人的休息時間，以及運動的習慣。不論是到海邊大吼，或是安排每週三天去打壁球，適度的發洩可以讓思緒更清晰。一旦思緒清晰了，就可以找到對人生有幫助的答案。

生命的美麗之處，正是在於這不是一場比賽，而是一趟充滿驚喜的旅程。休息也是旅程的一部分，當你感覺好像要落入萬丈深淵了，不妨先保持冷靜、深深吸一口氣，這麼一來，就算前面的路再難走，也一定會有比較好過的方法。

13 先「肯定自己」，才能在社會上立足

對每一個妥瑞症孩子的家長而言，最擔心的問題莫過於是孩子長大後難以在社會上立足。畢竟，有哪個老闆希望辦公室裡出現一個會大吼大叫的員工呢？當然，職涯的選擇有很多，並不是一定要選擇坐在辦公室的內勤工作。但是妥瑞症患者確實有很多職場困境，是一般人無法想像的。

我很幸運，在找工作這件事情沒有碰到太多的挫折，儘管我沒有那麼喜歡出門，前往人多和陌生的地方也會害怕，但我沒有真的那麼恐懼

與人群接觸，至少不會到排斥、能避免就避免的地步。

要先自我肯定，才會出現好機會

很多妥瑞症患者很難找到工作的原因，可能和他們面對社會與人群的態度有關。試想一下，如果連出門都會害怕、完全不知道怎麼面對旁人的閒言閒語，那麼在這種情況下不用說是出去工作了，可能連跟外界的聯繫都有困難。

我也曾經因為擔心自己的妥瑞症狀，而打算在大學畢業後去當游泳池的救生員或游泳教練，因為游泳池的工作環境比較能隱藏我的症狀。

後來碩士畢業後，我到社會福利單位、兒童和身心障礙等相關組織工作，那裡的人多半都能體諒我的狀況，就算我在辦公室裡又吼又叫，也不用擔心被側目。

我很感謝爸爸在我症狀最嚴重的時候，把我從舒服的冷氣房裡拉出來，帶我到夜市和大賣場，強迫我面對人群的眼光。他常常告訴我，如果我只想要舒服，那我永遠就只能這樣，也永遠不會知道自己該何去何從。這是我的家庭給我的教育，逼著我向外人解釋自己的狀況，在別人提出質疑時能清楚的告訴他們：「我有妥瑞症，但是我不會傷害你。」

那麼，妥瑞症患者要怎麼找到合適的工作呢？我認為，把心態調整好這件事情真的非常重要。我們要先肯定自己是有用的人、是有價值的人，而且能為社會做出貢獻。如果連自己都沒辦法肯定自己，又如何能找到好的工作呢？

我很想鼓勵所有妥瑞症的孩子和年輕人，先肯定自己吧！當你了解妥瑞症不是一個「壞東西」，反而可以為生命帶來很大的鼓舞時，好的機會一定會出現。

我雖然不覺得妥瑞症可愛，但也不再像從前那樣痛恨它。我只是有過多的能量需要釋放，所以才會無法控制的發出奇怪的聲音。這並不會影響我的價值，也不會阻礙我用樂觀的天性活出有動力、有意義和有目標的生活。

好的家庭教育帶給孩子更好的未來

爸爸和媽媽在面對外人時所展現出來的態度，同樣也影響我很深。爸爸從來不會害怕帶我出門，就算路人一直看他，甚至指著他的鼻子要他「管管自己的孩子」，他也毫不畏懼。他不要我以妥瑞症為恥，而是要我想辦法突破困難，在社會上找到自己的位置。

有時候想起爸爸和媽媽對我的教育，我還是會感到很不可思議。有一次，爸爸竟然在我症狀非常嚴重的時候帶我去吃鐵板燒。沒錯！就是那種所有人會圍成一圈坐在圓桌子前面、彼此距離很近的鐵板燒店。在我怪吼怪叫的時候，坐我旁邊用餐的人開始面露不悅、表現出防備的姿態。

這時候爸爸轉過身，用溫和、堅定且相當自然的語調，彷彿我的症狀完全不是什麼大事的語氣告訴對方：「我的孩子有妥瑞症，不會傷害你。這不是他願意的，希望你可以了解。」

我遇過許多妥瑞症孩子的家長，連自己都很害怕帶孩子出門，他們因為怕丟臉，所以頻頻的對人道歉：「不好意思！我的孩子就是有妥瑞症，我們也沒有辦法，也很無奈啦！」用卑微的語氣四處道歉，孩子在旁邊聽久了，也會開始認為自己是個累贅、造成爸媽的困擾。

我常常會想，假使爸爸和媽媽選擇讓我待在冷氣房那樣很舒服、沒有壓力的地方，也許我的症狀不會一直發作，但我一輩子也就只能待在那個地方，不可能有勇氣走出去外面的世界了。

這麼多年來的演講，我知道會像爸爸和媽媽這樣教育我的妥瑞症家長並不多。我很想說，讓孩子走進人群、接觸社會真的很重要！很多妥瑞症患者會在職場上碰壁，或是很難找到工作，其中很大一部分的原因是很早就與社會脫節了，以至於缺乏人際經驗，也很難融入團體的工作模式。

即使爸爸和媽媽教導我，不要為自己的妥瑞症感到羞恥，更不要害怕面對社會，我還是常常會感到自卑、覺得自己何德何能可以勝任這些工作。面對求職這件事情，妥瑞症和其他身心障礙的人士會比一般人更困難，我們努力抓住並珍惜的那些好機會，對很多人來說可能都只是一些很普通，甚至是可有可無的經驗。

接納自己的妥瑞症，才能持續前進

不過到頭來，還是要對自己有信心啊！曾經有老師對我說：「像你這樣的人，連清道夫的工作都找不到。」然而現在的我，不但在臺灣找到了工作，也曾經在國外的妥瑞症研究中心待過一段時間。

我不是沒有用的人，在未來的日子裡，我還有很多重要的事情要做。如果正在閱讀這本書的你，也擔心自己會因為先天的限制，而沒有辦法在社會上找到自己的位置，我希望你也可以用同樣的話鼓勵自己。

一定要抱著「妥瑞症不是累贅」、「我不是沒用的人」這樣的心態，才能專注的把事情做好，進而行有餘力幫助其他人。等到我們真正接納自己的那一天，才可以把過去那些被我們討厭的、視做是絆腳石的人事物，看成是生命中的另一種不同形式的激勵和鼓舞。

如果將時光倒轉，回頭再去看那段毫無盼望、沒有目標的日子，我每天都覺得自己真是沒用、真是失敗，也不認為自己的症狀會好轉，就像自己的人生一樣，不會有任何起色。我憤世嫉俗，討厭那些安慰我「一切都會沒事」的人，看著空轉的人生，我確實低潮了相當長的一段時間。

感謝對我不離不棄、始終陪在我身邊的家人和老師。因為他們的不放棄，一點一滴累積了我接納自己的動力，再加上天生的傻勁與樂觀的天性，讓我開始（非常緩慢的）相信，或許，我不是一點用處也沒有的人。

我想鼓勵那些很容易陷入自我否定的孩子，請為自己的低潮設定一個停損點，不要毫無限制的低落和沮喪。你可以請家人或朋友幫助你，但更重要的是你要幫助自己，唯有不斷往前走（有時候需要靠意志力），才能拋開痛苦的感受，也才有機會活出更好的自己。

寫給15歲的自己

對於當年那個努力想找生存之道，
卻時不時會陷入低潮、害怕無法在社會上立足的曾柏穎，
我有些話想對你說……

我明白那種想要融入環境、想要找到自己的定位，卻又害怕無法被接納的心情。以前的我根本不認爲自己是唸書的料，就算到了現在，我還是不覺得自己多會唸書，但我還是一路讀到了博士班，也在求學期間參與了不同的社會運動，爲生活增添豐富色彩。

因此我想鼓勵你，當你渴望被環境認同、急著想要找到人生定位的時候，

可以先做好三件事。第一是接納自己，不論是罹患妥瑞症，或是有其他先天缺陷，都要接受自己的樣子。第二是找到方法與自己的症狀或先天限制相處，可能你有妥瑞症，又或者個性比較容易膽怯、反應時間比較長、學習速度比較慢……等，但不論如何，我們都要成為最了解自己身心狀態的人。第三是努力找出自己的獨特之處，並且記住：永遠不要羨慕別人。

我發現，一旦接納了自己，周遭的環境也會開始理解我們、接納我們。縱使還是會有感覺活著很辛苦的時候，但生活確實比以前更好了，也會讓我更清楚自己想要的是什麼。我相信你！一定也可以找到自己的生存之道。

其實我就和《叫我第一名》這部電影裡的男主角一樣，從小就被當成是怪胎，不但交不到朋友，連書也唸不好，甚至還失去活下去的動力。那時候的我經常羨慕身邊的同學，為什麼他們可以這麼輕鬆就交到朋友？為什麼他們沒有妥瑞症？爲什麼……。到頭來我發現，和別人比較只會帶來痛苦，其實一點好處也沒有。

我很幸運，爸爸和媽媽從來就不會拿我和其他人做比較。如果你常常被拿去和其他人比較，或是常常在心裡羨慕別人，那麼我一定要提醒你：「請跟自己比就好了喔！」你很棒！就算現在的生活不如自己所想像，也不是自己喜歡的樣子，但只要每天能有一點點的進步，就是最棒的事了！

持之以恆帶著盼望前進，蒼天一定會領你來到比現在更美好的境地。我自己就是這樣走過來的！我讀書比別人慢、交朋友比別人慢，但長遠來看，我並沒有因此比較吃虧。當然過程很辛苦，但是最終還是結出了美好的果實。要記住，不要太在意別人怎麼看你！你怎麼看你自己才是最重要的。

我非常了解心情低落的感覺，還有那種很難克服困境的無助感受。我的爸爸在我前往哈佛大學演講前過世，這帶給我很大的悲痛和打擊。再加上課業上的各種挫折，曾經讓我很長一段時間陷入低潮。

如果你有類似的情緒低落感受，我會建議你嘗試獨處或冥想。相信我，這眞的是個好方法！因爲當我們可以讓自己安靜下來，往往就能爲眼前的困境找出解方。同時也要記住，不要把工作或行程排得太滿，儘量多留一點空檔給自己。並且請保持運動的習慣，因爲適度的發洩，不但有助於提升整體的身心狀態，也可以幫助你盡快走出低潮。

現在的我，也比過去更知道怎麼面對低潮期了。別忘了，人生不是比賽，而是一段旅程，所以休息也是旅途中很中重要的一部分。就算眼前的路再難走，也一定找得到走過去的方法。

自從十歲那一年我開始出現妥瑞症狀，自己和家人都非常擔憂，擔心我以後會不會找不到工作？有沒有老闆願意僱用我？所以，我很了解那種害怕將來無法在社會上立足的感受。

雖然我不知道你擔心找不到工作的原因，是因爲妥瑞症？還是另有其他原因？但是我想鼓勵你，一定要努力想辦法肯定自己。如果連你都不願意肯定自己，又如何說服社會上的其他人相信，你是有價值、有能力，而且可以做出貢獻的人呢？但是這樣的自我肯定，得要你從誠實接納自己開始。

我曾經被大家討厭、排擠、霸凌，甚至還有老師指著我的鼻子，說我連清道夫的工作都找不到。確實，當時我的狀況非常糟糕，不但生理上的疾病症狀很嚴重，就連心理狀態也非常不健康，整個人自暴自棄，也對未來不抱任何希望。然而，如今的我卻活出不一樣的人生，與當年那位老師所說的完全不同。因此，不論你現在的狀態如何，你都必須接納自己。因為人生充滿無限可能，只要不斷往前走，總有一天你會對自己眼前所看到的風景感到驚訝。

14 從「離家出走」到「重新回家」

有一段時間我很常離家，一出走就是三天、四天。我想，那時候爸爸和媽媽一定很擔心，因為無論他們打給我多少通電話，我一律都掛斷。等到錢用完或被警察抓到而無奈回家，就會聽到熟悉的大吼聲：

「餓了才知道要回家！」

那些在半夜裡閒晃的日子，我幾乎都在公園度過。當時我有很多憤怒和無奈，經常和爸媽發生爭執，認為他們一點也不了解我。有一次，我甚至還告訴警察「離家是因為家人迫害我」，講來講去就是不想回家，寧可在外面流浪。

家庭關係很緊密，緊到讓人喘不過氣

我的爸媽是很好的父母，只是他們比較晚婚，在三十四歲的時候才生下我，因此年紀的差距加深了我們的代溝與隔閡。雖然他們盡可能的努力讓我感受到家庭的溫暖，但是我仍然找不到自己的歸屬感。

於是，與父母之間的世代差異、溝通隔閡，再加上他們對我的種種要求等，常常都把我逼得喘不過氣。其實我心裡非常清楚，我們的衝突點從來就不是不愛這個家，正是因為愛得深，所以才會在關係中這麼的失望。

他們常常告訴我，父母的決定都是為了孩子好，也勸我碰到無法選擇的狀況就要接受它，說是「忍一時風平浪靜，退一步海闊天空」，勸我低調比站出來捍衛自己的權利更好……等。但我的想法和他們不一樣，也不知道怎麼和他們溝通，因此與他們的關係就處在時刻緊繃、極度緊密，又充滿壓力的狀態。

有一次，學校打電話給媽媽，說我惡意破壞了同學的櫃子。但事實並非如此，而是那位同學搶走我中午要加菜的罐頭，放到自己的櫃子裡還不肯還我，因此我才打開他的櫃子，要把自己的東西拿回來。於是就在拉扯的過程中，不小心把對方的櫃子給弄壞了。

我很生氣的問媽媽：「明明就是對方欺負我、分明就不是我的錯，為什麼妳還要拿著工具來修好這個同學的櫃子呢？」媽媽只是一再重複的告訴我：「息事寧人，要忍耐，退一步海闊天空……。」

類似這樣的事件還有很多，儘管爸媽與我一起面對妥瑞症和旁人的霸凌，但是我們彼此之間還是有很多看不見的隔閡。而且愈是靠近彼此，愈是感到窒息。加上我又不太知道怎麼和爸媽溝通，這些種種又更強化了我對家庭的負面感受。

所以，我離家不是因為學壞，也不是因為偷抽菸或沾染惡習，甚至也不是因為家裡沒有溫暖。而是因為我正處在痛苦的、迷惘的自我探索階段，想趕快長大卻還沒有獨立的能力，想接受家人的幫助和關愛，卻又希望照著自己覺得舒服的方式來相處。

那時的我經常板著一張臉，對爸媽講話的語氣很差、態度不恭不敬。如果有人從我們旁邊經過，一定會在心裡說：「這個孩子真是不受教啊！一定很難教。」

逮到機會就出走，內心卻愈來愈迷網

我從高中二年級開始頻繁的離家出走。那是在墜樓事件之後的兩年，當時我的生活除了待在家裡，就是去醫院回診和到學校上課，與外界沒有其他互動，也不可能有機會自由的探索這個世界。症狀嚴重時就吃藥，緊接著又在學校裡被嘲笑，我的內心非常無助。表面上看起來很帥氣的離開家，其實我根本不知道自己要去哪。

我愈覺得自己被疾病和家人限制，就愈想逃跑。有時我只是到家門外面收衣服，我爸都會急慌慌的衝下樓，防止我又離家。這樣的警戒讓我更不舒服，於是在心裡又繼續計劃下一次的逃跑。

我的爸爸為了阻止我出門，通常會在客廳坐鎮到深夜才回房休息，我會耐心等爸媽入睡，拿了簡單行囊就出門。

印象比較深刻的一次，是我趁著爸爸在洗澡、媽媽在睡覺，聯絡朋友到門口載我逃家。我告訴對方：「載我到一個可以有水喝的公園就好。」因為我的口袋裡沒有多少錢，不可能到多遠的地方，只能在公園和馬路旁無所事事的晃來晃去。

那時候的我，經常是一肚子脾氣，也認定了爸媽就是控制狂，試圖要用軍事化的管理方式來箝制我。我希望他們可以給我更多的選項，讓我也能為自己做一些選擇。

其實，我在高中那幾年只要情緒一失控，常常就會出現暴力行為，像是砸壞家中物品、與父母爭執或拉扯……等。因此，媽媽承受來自我非常大的壓力，在我開始習慣離家出走前，她也曾經在半夜衝出家門，在大街上和我拉扯、要我放手讓她離開。

我記得，自己還曾經在街上和媽媽下跪，求媽媽回家。

那時候因為我服用了很多藥物，導致整個人很不舒服，讓一直以來與我相依為命的媽媽，在那個深夜裡與我一起痛哭。當時真的不知道還有誰能幫助我們？就連爸爸，也曾經抓住媽媽，要她留在家裡、不要衝動。這些種種深埋心中的記憶，都是當年那個不斷逃家的自己，不願再想起的過往。

從拚命想逃，發展成面對與溝通和理解

後來，我慢慢的不離家出走了。其中一個原因，是經常看我在深夜裡閒晃的警察，很嚴肅的告訴我若再離家，他就要帶我到警局做筆錄，從此就會留下案底，以此來嚇阻我。

至於其他原因，也包括離家出走沒辦法解決問題，再說多離家幾次也只會餓到自己的肚子、四處遊蕩一點也不舒服，當然我更不可能靠自

己在外面活下來，往往每次回家後還要面對憤怒的爸媽。

我的不滿是因為不知道怎麼和爸媽溝通，但他們確實是很好的父母。人在外面的時候，不像在家裡可以要什麼有什麼，爸媽總是會盡力滿足我的需求。

既然逃跑只會讓事情更棘手，因此我開始學習和家人溝通。儘管家裡的氣氛還是很緊張，碰到意見分歧的事情就會激烈爭執，但經過一次又一次的嘗試和經驗的累積，我學會了怎麼和父母相處與應對，也知道他們在意哪些事情、對各種情況的底線是什麼。我也不斷面對真實的自己：我想要什麼？我期望父母怎麼和我相處？

爸爸和媽媽都是很明理的人，雖然我們彼此的溝通不總是有效，但我知道他們也正努力的理解我，理解這個脾氣不太好、生來就和別人不太一樣的孩子。

現在碰到不愉快的事情，我會直接告訴媽媽：「我愛妳，也很在乎妳，也不想要有任何遺憾。但是妳剛剛說的話（或做的事情），讓我感到很不舒服……。」正在閱讀這本書的你，如果和家人發生不愉快時可以這樣和溝通，那真的是一件很棒的事情！特別是那個時期的我比較容易衝動和生氣，要合宜的控制情緒與表達想法並不容易。

許多青春期的孩子，都有過離家出走的念頭，這與本身有沒有罹患妥瑞症無關。離家的原因很多，當下一定很憤怒、很無奈。若父母可以先壓住自己的怒氣，站在同理與關心的角度來接近孩子，其實沒有一個人願意孤零零的待在外面，孩子會離家一定有自己的原因。

不是每個孩子都可以成熟的與爸媽坦露自己的想法，如果父母可以當比較成熟的那一方，主動先和孩子溝通，那麼也許可以讓孩子改變心意。我自己就想過這件事，如果有一天我成為父母，當我的孩子離家回來後，我可能會對他說：「你辛苦了，這幾天有沒有好好吃飯？你願不願意告訴我，為什麼你要離開家？」

一旦孩子願意溝通，父母也願意理解，親子的關係就會改變。因為當我開始這麼做，爸媽也願意理解時，這個家也會愈來愈接近我想像中的模樣。而我，也開始覺得「這裡是我的家」，所以我回家了。

15 正視被霸凌的過往，認知人有被尊重的權利

我能夠擁有機會前往美國喬治華盛頓大學讀書，並且順利拿到學位，這一路上受到許多人的幫助，像是替我開立適航證明的醫師、課堂上協助我學習的同學和老師……等，他們都讓我感受到過去從未想過的跨文化的友善與理解，我真的非常感謝大家。

申請前往美國讀碩士，是我生命中很大的一次挑戰。我在國中和高中時期都是全班最後一名，不只學業成績落後，就連人際相處都宛如身在地獄。特別是經過墜樓事件休養後，我的症狀在上了高中後又變得

更嚴重，加上那個時期的同學正面臨升學考試的壓力，因此全班都非常討厭我。當時不只同學討厭我，就連老師也公開批評我，甚至還當著所有同學的面說：「曾柏穎是一個很糟糕的人。」雖然高中生比較不會像國中生直接在肢體上霸凌我，但社交與關係的霸凌，同樣讓我難受。

友善的校園環境，讓我安心學習並找到自我價值

帶著這樣的記憶，我在準備出國的時候非常緊張，誰知道過去的經歷會不會再次重演？憑著骨子裡的樂觀天性和衝勁，我鼓勵自己遠走高飛吧！到外面的世界勇敢的闖蕩，說不定有一天，我可以讓這個社會

變得非常不一樣。

剛到美國的時候，因為我的英文能力不佳，所以教授在課堂上講什麼我幾乎都聽不懂，就連我講話的速度也跟唸饒舌一樣。即使我錄音回宿舍重聽，也還是一知半解、有聽沒有懂。

有一次，我又無助的坐在教室裡，思索著教授到底在說什麼，一位來自加拿大的同學突然把他的筆記本交給我，並且對我說：「或許這能夠幫助到你，假使有幫助的話，我會很高興。」

我想，同學應該都看得出來，我這個亞洲人聽課聽得滿頭問號，然而可以得到這樣的幫助，我也真的非常高興。畢竟，以前我在臺灣唸書的時候，可從來沒有過這樣的待遇呢！

我的碩士指導老師 Bart 也很照顧我。他的孩子有自閉症，因此很能理解我的各種需求，在課業上對我諸多提點和幫助，畢業後我們還曾一起吃過飯。

在寫論文的期間，我一直有語言程度跟不上的壓力。指導老 Bart 建議我暫停學業，先上完語言學校再完成碩士學位。但是，因為我沒有本錢暫停學業再讀，所以我告訴 Bart，接下來的這個學期，我一定會拿到好成績。他相信我，我也就加倍努力的做到了這個目標。

還有另外一件讓我印象深刻的事情，就是當時我就讀的公共衛生學院的院長 Michael C. Lu. 與我的一段談話。他觀察到，我是一個可以看到非常細微事物、具有很好洞察能力的人。這個世界上，有這樣特質的人並不多，他要我肯定自己，並且在未來好好發揮。

指導教授與院長的支持，讓我感受到自己存在的價值，也知道儘管我有不足之處，卻也不是一無是處。

跨文化的理解與包容，每個人都有被尊重的權利

在美國求學期間，還有另一個小插曲。當時我住在華盛頓特區的一個小社區裡，每天出門都會經過一家雜貨洗衣店。這是韓國家庭開的店，店裡有位老先生總會在我經過的時候，一邊學我的症狀、一邊用韓文和我有說有笑。

我對此感到很不舒服，不論對方有沒有惡意，誰會希望自己的疾病變

成別人拿來開玩笑的題材呢？

於是，我上網查了妥瑞症的韓文，把我的症狀用韓語寫在一張紙上，並且告訴店家：「我不喜歡這位老先生的行為舉止，我感到很不被尊重。」這位老先生的孩子很快就向我道歉，他說老先生並無惡意，只是想用這樣的方式拉進與我的距離。

後來，這家人時不時會關心我的狀況，並沒有因為我點出這件事就對我心懷不滿，而我們彼此的關係也沒有因為這樣就降到冰點。不論我是不是過度敏感，這件事情讓我驚訝美國對「人」的包容性，即使我和大家不一樣，也絕對有被尊重的權利。

在國外唸書的期間，我時不時會思考自己在臺灣遭受到的霸凌，以及種種不公平的對待。我並不是要比較國內和國外對待妥瑞症患者的差異，也沒有任何抱怨的意思，只是身處在那樣相對友善的環境下，剛好給了我好好反思過往的機會。

雖然每每想到自己曾經被嘲笑、被欺侮、被看不起、被排斥等記憶，還是會讓我很難過，但是在一定的程度上，至少我已經能夠大大的釋懷了。我告訴自己，不要被自己的情緒綁架、不要陷入過往的記憶，以至於對身邊的人事物產生抗拒。

面對霸凌陰影，學習抽離的智慧

我曾經確診罹患ＰＴＳＤ（Posttraumatic stress disorder），並且有社交恐懼症（Social phobia）的症狀。這些消極的情緒就像流沙一樣，把我緊緊的抓住、慢慢的讓我無法動彈，讓我沒有能力做自己想做的事情、沒有辦法活出自己喜歡的生活。

但是，如果我每到一個新的地方，就要擔心這裡的人會怎麼對待我，甚至煩惱到沒辦法做其他事而演變成焦慮、恐懼，這樣對我一點好處也沒有。

於是，我從四年多前開始認真面對自己這樣的狀況，除了在需要的時候尋求醫療幫助，同時也給自己一些挑戰。舉例來說，我不太喜歡自己前往醫院拿藥，因為人多又安靜的環境會讓我很緊張。但我總不能一輩子都請媽媽代勞吧！儘管她很願意，但這是我自己的事情，我就必須要克服這樣的恐懼。

在成長過程中，由於霸凌的過往對我的心理健康造成明顯影響，因此我除了憂鬱、焦慮等低潮的感受，也很容易因為別人的「批評指教」，而被激起強烈的情緒。為了改善這樣的狀況，我學習用腹式呼吸（Diaphragmatic breathing）來讓自己冷靜，也會在聽到讓自己不高興的話時，選擇性的傾聽並適時的抽離。

因為，如果我總是把別人說的話當成事實，那麼一定會活得很痛苦。

最後，不論我碰到什麼樣的事情、遭遇什麼樣的傷害，我都告訴自己「不要一個人承受」。不需要假裝自己很勇敢，我們身邊有愛自己的家人和朋友，他們都可以為我們帶來非常大的幫助。

曾經有一段日子，霸凌的記憶如影隨形的跟著我，常常讓我在半夜驚醒、在起床以後不敢出門。雖然我沒辦法改變過去、沒辦法阻止社會上所有的霸凌，也很清楚霸凌的情況不可能消失，因為人的天性就是會傾向和自己相同的人靠在一起，比較不一樣的人就會被區別出來。

不過，我還是想對那些身處在霸凌地獄裡的人說些話：「你的生活不會永遠是這樣，未來有更美好的日子在等待你。」對於那些和我一樣，在成年後持續想辦法治癒自己的人，這些不堪的過去都是我們長大的養分，相信世界上有很壞的人，也有真心待我們好的人。

16 累積生命中的成功經驗

求學期間遭遇的打擊，一度讓我漫無目的、沒有遠大志向，但其實我有很多理想，對未來也有很多期待。或許是因為這樣，當胡秀妁老師鼓勵我繼續讀碩士時，儘管我覺得困難，最後還是一頭栽進學術領域，而這條路彷彿也回應了我內心的渴望，只是當時的我還不知道。

投身在碩士與博士的學業裡，讓我明白自己真正想做的事情，進而不願意一直陷在懷疑自己和自我否定的情緒裡。如果我一直被這些負面的聲音影響，我怎麼能看見自己的價值呢？難道別人對我說的話，可以對我存在的價值有分毫的增減嗎？我終於明白，不要壓抑自己的情緒，也不要過度深陷其中，世界上既然有否定我們的人，也一定有肯定我們的人。

相信自己的價值，持續累積成功經驗

直到考進國立中山大學研究所，我才開始覺得自己是一個有價值的人。然而，這個體悟並不是把所有正面和負面的東西擺在一起，經過加加減減以後所得到的結果。好像今天曾柏穎獲得總統教育獎可以加兩百分、明天做錯了某件事扣掉五十分，最後算出來不是負數，就代表我是個有價值的人。

獲得總統教育獎是我生命中很重要的關鍵，我感覺自己努力撐過的日子沒有白費，鼓起勇氣站上臺的倡議也都是有意義的。最重要的是，我可以帶給更多和我一樣的人希望，你一定要先相信自己是有用的、有價值的，然後這些對自己的精神喊話就會像滾雪球一樣，為生命帶來很大的轉變。

每個人的生命，都有神聖的、不可取代的意義與價值，這和我們有沒有能力做到哪些事情無關。缺點仍然是缺點，我們的價值不會因此受到任何影響。

有了這樣的體悟後，我努力把自己的價值活出來，並且把握機會突顯自己的特質和亮點。當我連自己都覺得很有價值時，社會上的人也會開始用不同的眼光看待我，進而我也會愈來愈有自信。

我在過去的歷練中，慢慢成為一個具有目標和動力的人，也開始知道規劃時間和把握人生的重要。當前方的目標一個接著一個的實現，我也在過程中更加體認到自己是個有價值的人，而不是那些懷抱惡意之人所說的「沒有任何用處」，或是「社會的負擔」。也許生命很有限，但是只要把可以做好的事情好好完成，那麼成功的經驗就會帶領我們走到更高、更遠的地方。

用體諒、理解與包容，把握生命中的每一天

現在的我，生活很忙碌也很充實，我一點一滴的收集生命中的成功經驗，大到總統教育獎、小到演講聽眾給我的一句回饋，這些對我來說

都很重要。

除了在平日的事情上累積好的經驗，在家中也要努力維繫家人彼此之間的和睦。特別是像我這樣有特殊需求的孩子，與家人的關係很容易陷入僵局，因此彼此都要積極的做出改變。如果家庭成員比較不擅長溝通，家人之間又很希望把彼此的感受好好講清楚，那麼也可以尋求外界的幫助，例如：心理諮商、家族治療……等，都是不錯的方法。

現在的我，比過去更能理解媽媽的心情，儘管有些時候我還是不太喜歡她說話和表達事情的方式，但我更知道怎麼體諒她。努力活出彼此相愛的家庭，可以讓我們對未來有盼望，並且帶給我們力量相信明天會更好。

多年前看到一則社會新聞，有位媽媽因為不堪生活的壓力，最後選擇帶著有特殊情況的孩子一起自殺。我感到很難過，也很遺憾，特殊孩子的家庭所經歷的壓力不是一般家庭所能想像，我的媽媽也曾努力的一肩扛下照顧我的責任，並且二十年如一日的努力和堅定。她真的非常偉大！

學會體諒、理解與包容，是我生活中另一個重要的目標。我每天都鼓勵自己要成為這樣的人，要把握活著的每一天，對任何一件事、對任何人都不要有遺憾。

17 有缺憾的人生，也可以很精采

真實的人生總會有缺憾。小時候渴望擁有、認為會讓我感到快樂的那些事情，像是有支持自己的父母、有真心相待的朋友、有一份喜歡的工作、有一個充滿熱情的目標……等，慢慢的我都擁有了。但是，「快樂」在我腦海中卻已經跳脫過去狹隘的定義，我並不是做了某件事之後會感到快樂，而是當我的生命可以為這個社會帶來更大的意義和價值時，我才會有持續更久、更長遠的幸福感受。

所以，即使我有憂鬱和焦慮的症狀，整體而言我仍是一個快樂的人。

我期許自己為社會做出貢獻，也接受自己可以偶爾停下來休息，至於「快不快樂」這件事，在我心中已經漸漸的不再那麼重要了。

用感恩的心，擁抱不完美的人生

我小時候常常抱怨，為什麼我有妥瑞症？為什麼大家都交得到朋友？為什麼別人看不起我？

雖然，我也知道自己的爸爸和媽媽很偉大，他們為了照顧我付出一切。在我的記憶中，他們從來沒有出去度假或泡個溫泉放鬆一下，因為省下這些錢可以讓我多做幾次針灸、可以讓我嘗試不同的療法……

等。我都不知道如果換做我是他們，自己有沒有辦法去愛像我這樣的孩子。

這些，我都明白……

我也知道家裡不是多有錢，雖然沒有常常住飯店，卻還是給了我們很棒的童年。每逢週末，爸媽的時間就是我們的時間，一家人開著車到各地去搭帳篷露營。在成長的過程中，爸爸親手教會我許多事情，而媽媽則是無微不至的照顧我和哥哥的一切生活所需。

但，我還是時不時會感覺自己的人生有些缺憾。

如果爸爸還活著，今年他就七十歲了。其實他的工作很忙，但在我小時候憤怒抓狂、情緒激動到怎麼樣都冷靜不下來，又或者因為症狀和藥物副作用而感到難以入睡時，他總會在深夜裡開車載著我，然後開了很久的路，直到我沉沉的睡去，他才又載著我回家。為了能讓我睡著，他犧牲自己的睡眠，接著睡不到幾個小時又要迎接清晨，繼續回到工作崗位。

我的心情很矛盾，雖然我感激生命中的一切，心裡卻又有著揮之不去的遺憾。我明白沒有完美的人生，但隨著我愈來愈成熟，現在已經不會再抱怨自己的妥瑞症，也不會再怨恨這個疾病曾經帶給我這麼多的痛苦。

數算生命中的美好記憶

我的生命中有三個美好的記憶，每當我感到失落或陷入低潮時，偶爾拾起這些時刻就能重燃希望。或許在不久以後的將來，我也可以再經歷這樣的美好。

第一個記憶，是爸爸在蜿蜒的山路上開車，媽媽坐在後座抱著我。我因為會暈車，所以搭車時很容易感覺不舒服，但每次聽到要出去玩，還是非常期待。那是我美好的童年，直到現在記憶還是如此深刻。

第二個記憶，與爸爸有關。我和爸爸的感情很好，但是卻因為兩個人的個性都很固執，所以常常會起爭執。爸爸比較木訥寡言，在我心中的形象也一直都很強悍，因此當他偶爾流露出柔軟的一面、與我有比較多感性的談話時，對我來說都是很美好的時刻。

爸爸在肺腺癌末期時，幾乎已經沒有聲音了。但他還是氣若游絲的諄諄叮嚀，鼓勵我完成出國的夢想，也告訴我家裡的經濟狀況，交代我許多重要的事情。我把這些對話錄下來，經過好幾年以後再聽，仍然還是會落淚。

爸爸是個很固執的人，很固執的不放棄我、很固執的支持我，很固執的在那個帶我出去都得承受眾人異樣眼光的年代，陪我面對人群的不友善，教我勇敢面對這個社會，並且不以自己為恥。

第三個記憶，是我獲得總統教育獎後，利用那筆獎金一個人前往美國壯遊，一路從美東到美西，期間也造訪了非常多的國家公園。壯麗的風景和新奇的人、事、物，為我的身心帶來相當大的療癒。我想好好感謝生命中的一切美好，而這些幸福的時刻，也是妥瑞症為我帶來的禮物啊！

不與限制妥協，人生沒有過不去的坎

「接受自己的不完美」這件事，對我有很大的幫助。以前我頻繁的到各處演講，但是講到後來，我覺得自己要不斷的扮演一個充滿正能量的人，真的好累。有時候當我的狀態不好、情緒很低迷時，我會疑惑：這樣的我仍然是好的嗎？依然還是被接受的嗎？但是隨著我愈來愈接受真實的自己，這些問題也就愈來愈不會困擾我了。

過去的十五年歲月，真的是充滿風雨和淚水的旅程。我曾經怨恨妥瑞症，但我告訴自己兩件事：

第一件事是，我和別人不一樣，不代表我就比較差。有妥瑞症沒有關係，和別人不一樣也無所謂，因為我並沒有因此而變成一個消極、負面的人，人生也沒有因此變得一片灰暗，反而讓我有機會在非常多的挑戰中，訓練自己的危機處理能力。

第二件事是，不要把自己的痛苦拿出來和別人做比較。如果我們沒有實際感受過別人的痛苦，就不要羨慕別人或抱怨自己比較辛苦。有時候我會想，雖然妥瑞症真的很不舒服，那麼那些罹患其他疾病的人呢？像是小兒麻痺症的孩子、自閉症的孩子，這些不同的痛苦真的都能比較嗎？

與其花時間和別人做比較，不如保持樂觀與正向的心態，觀察那些看似微不足道的事情是不是有值得感恩的地方。舉例來說，像是一通電話告訴我「柏穎，謝謝你給我們很大的啟發」這樣的小事情，就可以讓我感動很久、重新點燃心中的熱情。我告訴自己：「我已經走了這麼遠的路、努力突破了這麼多的困難，這些努力都沒有白費！」

「對未來保持盼望，不與自己的限制妥協，天底下沒有什麼過不去的困難。」我常常這樣鼓勵自己，我也鼓勵正在閱讀這本書的你，我想告訴你：那些限制我們的事情不一定是壞事。遭遇困難，想辦法克服就好了；期望的事情還沒有發生，繼續努力就好了。

真實的人生本來就不可能永遠向陽，坦然接受生命中的缺憾，有一天
我們都可以成為沙灘上的燈塔，發出光芒，照亮走在黑夜裡的人。

寫給15歲的自己

對於當年那個拚命想逃離家裡、在霸凌記憶裡掙扎、渾渾噩噩活著，覺得人生充滿缺憾的曾柏穎，我有些話想對你說……

我明白那種被家裡限制、不被家人理解的心情。我也有過這樣的感受，明明是自己的家，卻覺得待在裡面好痛苦、好想逃走。每當我試著和爸媽表達自己的想法，要不是被潑冷水，不然就是一陣責備，好像自己的想法和感受一點也不重要。

但是我想鼓勵你，即使在這樣的情況下，也要繼續鼓起勇氣和父母溝通。

如果過去的溝通方式沒有用，那麼就換個方式再講一次。雖然我不知道你的煩惱是什麼，但是我相信你的父母非常愛你，他們也很希望能夠了解你，只是他們所用的方式不一定能被你接受。

我發現，當我開始嘗試努力做這些事以後，我和父母的溝通狀況也就慢慢的變好。雖然這個過程很緩慢，但確實會產生一些變化，進而你會發現，這個家庭愈來愈接近你喜歡的模樣。

至於霸凌這件事，我也很清楚那種被霸凌過往吞噬、持續感到驚恐和害怕的感受。即使現在我長大了，還是會擔心自己來到新環境時會被嘲笑、會被歧視、會被欺侮。但是很遺憾，這樣的事情確實還是會發生。我記得在很多年前，自己曾經去參加一場演唱會，當時有工作人員誤會我偷錄了演唱會的片段，因而在大庭廣眾之下不斷的大聲質疑我，導致我的妥瑞症和焦慮症的症狀變得非常嚴重。雖然如今事過境遷，但是我的心情久久難以平復，直到現在回想起當時的情景，依然還是會讓我感到喘不過氣來。

因此，我把給自己的兩個建議也分享給你。第一個建議是，爲了在這個不友善的環境裡生存下來，我們要學習冷靜自己的情緒。舉例來說，當情緒激動時，就多做幾次深呼吸，這就是個不錯的方法，可以幫助自己冷靜下來。第二個建議是，要當一個可以表達困難、說出挫折的人。我們可以找信任的家人或朋友，分享那些自己難過的事情，讓別人走進自己的生命裡成爲幫助。

當霸凌的記憶如影隨形時，記得要告訴自己：「那些事情都已經過去了，即使未來還會發生類似的事情，我也已經成爲一個更強壯的人，並且也比過去更知道要怎麼面對這個世界的惡意了。」更不要忘記，自己的身邊還有很多愛我們、重視我們、尊重我們的人。

也許現在的你，沒有夢想、沒有目標，和家裡的關係也不和睦，這樣的感受我都明白，彷彿自己活在這個世界上是個多餘的人似的，覺得自己不管做什麼事情都不會成功。

但是，我想鼓勵你活出更有「使命感」的人生。首先，你要相信自己是有價值的人，持續在腳踏實地的生活中累積能感動你的成功經驗。這些成功經驗，不盡然都要是很偉大的事情，像是把別人對你的鼓勵記錄下來、把自己對旁人的關懷記錄下來，你會發現自己比想像中更有影響力。其次，你要盡可能的維繫與家人的關係。如果你與家人的關係良好，溝通也十分順暢，那麼這也是非常成功的事情。

十五歲是我過得最慘的時候，我討厭自己的妥瑞症、痛恨一切讓我過得比別人辛苦的事情。所以，我很清楚那種覺得人生充滿不幸、缺憾的感受。

正是因爲如此，所以我想鼓勵你從今天開始，仔細的數算生活中發生的美好。這些美好不見得都要是很大的事情，畢竟不會每天都是好日子，再說天大的好事也不會每天都發生。當你開始把這些美好的事情記錄下來，不再計算那些不好的事情時，只要日復一日、持之以恆，相信這些點點滴滴的小事所累積而來的感恩，一定會對我們的生命帶來非常大的影響。

雖然人生很短暫，但是只要好好的把握，短暫的日子也可以迸發出極美的煙花。千萬不要留下遺憾，從現在開始就爲自己的人生做規劃，你一定不會後悔。眞實的人生本來就充滿缺憾，但這並不代表我們不能活得精采。

請你擁抱自己的限制，但不要讓自己被限制，一定可以活出更好的自己。

後記

柏穎媽媽的話

我希望，每一個有特殊需求的孩子，都能得到社會上的關懷……

在我的記憶裡，柏穎和哥哥還小的時候，我們常常一起到很多地方露營。兩個孩子都很會搭帳棚，還會用卡式爐煮麵，一家四口累積了許多愉快的童年回憶。

柏穎在十歲那年確診妥瑞症，看著他一整天不停的打嗝、轉頭和甩頭，我們都很心疼，全家人的生活也有了一百八十度的轉變。像是，柏穎的哥哥不得不更快的學習適應獨立長大、柏穎的爸爸要一肩扛起家計，我則要頻繁的帶柏穎回診，隨時準備面對突發狀況。

直到現在柏穎過了三十歲，回想自己走過的路，我想，我們真的是一個幸運的家庭。我可以全時間在家照顧柏穎，他的爸爸也一直與我非常齊心的努力，讓柏穎可以順利長大。當然，我有很多做得不夠好的地方，不管是情緒管理，或是與孩子的溝通，仍然需要不斷的修正與學習。

柏穎是個比較特別的孩子，帶給我的挑戰也特別大。

在那個大家對妥瑞症認識不深的年代，我只能盡力而為。除了固定在西醫看診，我們也積極找書籍、查文獻，甚至五花八門的偏門療術都嘗試過。

其實，我們的故事並沒有比較特別。在社會的許多角落裡，有的家庭天天上演著同樣的故事，只是我們不曾注意而已。

我不敢說自己這一生有多大的心願，但這個社會還有很多像柏穎這樣、不同於一般人的孩子。我希望能從自己的經驗中，樹立一個比較好的模式來幫助這些家庭，給他們信心並鼓勵他們從困境掙脫出來。

在這個掙脫的過程，父母會面臨到很大的挑戰，因此需要隨時調整腳步，並且不能再事事堅持己見。必須站在孩子的角度且同理他們的難處，這是特殊孩童的父母務必要做到的事。

我明白，很多時候孩子的反應會不符合我們的期待，在想法與學業等表現上都遠遠落後我們的期望。我們要學習釋懷，如果孩子已經盡力，就要接受這個事實。

特殊孩童的成長過程會碰到各種挫折，父母的同理與認同是他們最重要的信心來源，也是他們突破困難並茁壯長大的養分。我常常與妥瑞症孩子的父母分享，沒有人會像我們一樣支持、關愛自己的孩子。如果連我們都不愛護、不疼惜了，還有誰會這麼做？

儘管實際狀況讓人憂心，令身為爸媽的我們萬分苦惱，但要有信心，孩子總有一天會長大。

18 一位特殊兒母親走過的路

當柏穎開始不停的打嗝，大動作的甩頭和扭頭時，我們毫無頭緒的求助骨科和小兒科；當他的眼部開始抽動時，我們又再尋求眼科醫師的幫忙。因為症狀實在多變且不尋常，所以醫師建議我們前往大醫院看診。沒想到就診後，醫師很快就確診柏穎得到的是「妥瑞症」，這是一種無法自我控制症狀，並且會伴隨著聲音、語言與動作抽動等許多症狀的疾病。

這個消息對我們來說，是非常大的打擊，震驚、失落、悲傷等情緒在我心中爆炸開來。還好柏穎的爸爸是個理性的人，很快就接受事實，並且積極配合醫囑，讓柏穎接受西醫的治療。

開始用藥以後，因為服用了鎮靜性的藥物，導致柏穎從一個活潑開心的小男孩，變成一個略顯呆滯、遲緩的孩子。我還記得他第一次吃完藥後告訴我：「媽媽，我的腦筋好像不能動了！」

他的症狀變化多端，也常因為抽動症狀導致身體痠痛。為了讓他舒服一點，我隨時準備著各式藥膏，需要的時候就幫他擦一擦，至少讓他在心理上好過一點。

除了照顧生病的柏穎，我也要面對家族的負面聲音。家族裡有幾位比較傳統的長輩，常會把「我們怎麼沒把孩子教好」這句話掛在嘴邊，也會在言語和行為上非常排斥柏穎。如果家族有新生的孩子，一定拒絕讓柏穎靠近，怕他的症狀會嚇到孩子。此外，他們也會在言談之間暗示這個疾病是來自「某一方」的家族遺傳……等類似的怪罪和指責，這些聲音從來沒有少過。

我不介意別人怎麼說，我只希望孩子可以愈來愈好，不論需要付出多大的代價。

閱讀坊間書籍、查詢文獻資料之餘，我也曾尋求神佛的指示，並且嘗試過五花八門的偏門左道。那時候，我覺得柏穎服用西藥後的症狀沒有顯著改善，因而讓我非常挫折。在束手無策的情況下，我有好幾次在深夜裡帶著柏穎出門，前往對方指定的地點進行一些驚悚的儀式。

這些儀式，包括作法的道士會用鋒利的刀劃過自己的舌頭，然後再把鮮血滴在孩子的身上，並要求我們要維持二十四小時不能洗掉，如此症狀必得改善。也有人告訴我們，遭遇這種情況就是要做功德、舉行法會，而且這些費用毫不意外的，往往都是動輒數十萬元起跳。

我們尋求這些管道的幫助，不外乎就是希望柏穎的病能夠好起來。只是這一類的求神問卜，非但沒有解決孩子的問題，反而讓我們更加心力交瘁。

直到柏穎進入國中階段，他在國中與高中時期最大的困擾，就是學校的霸凌和老師的忽視。我們幫他轉學換過學校，但類似的問題還是一直出現。當柏穎和我們提起這件事情，我們也只是告誡他「要聽話」，沒想到這樣的回答卻不知不覺把霸凌的罪過加在他的身上，沒有站在他的立場為他設想。

我想就是這個原因，柏穎才會萬念俱灰的選擇輕生。

當我和柏穎的爸爸接到學校的消息時，我的心中幾乎已經不抱任何希望。畢竟，一個人從四樓直直墜下，活著的機會有多大呢？已經做好最壞打算的我，沒想到柏穎竟然還可以意識清醒的叫喚我們。

我以為自己是去見兒子的最後一面，沒想到，在這個應該是最壞的情況下，柏穎竟出現了重生的機會。

我頓時深刻感受，一定要加倍珍惜這個孩子。既然他活著，上帝必有要託付給我們的重責大任，我們要好好的護佑他！

在柏穎重生後，我知道這個孩子真的承受很大的壓力，因此我也就更費心思的了解並同理他的感受，不再一味的要求他照著我們的意思做。我們當然希望孩子繼續上學、不要中斷課業，但，如果柏穎真的不願意上學、如果學校就像他說的「宛如人間煉獄」，那麼我們也不會強迫他。

現在的學習管道比過去多元，也有很多升學的方式，即使先停學幾年再回到學校，也不用擔心起步比別人晚。在這樣的環境下，特殊孩子的父母親更可以緩下腳步，先找出對孩子最好的生活模式，毋須急著把他們推向這個社會的風口浪尖。

我花了很長的時間，才理解這些事情。

對於照顧妥瑞症的孩子，我也曾經數次崩潰的問：「我到底要怎麼做，才可以讓你覺得比較好？」當時柏穎還小，我也不期待他給我任何答案。最後我得到的，多半都是柏穎在暴怒中砸爛的家庭用品，例如被摔爛的電話。

這些低潮的日子在所難免。接受它，就能繼續往前走。

19 當孩子像刺蝟，我們試著照單全收

除了生活和學業方面的表現無法如父母所預期，妥瑞症孩子的個性通常也會比較強烈，很容易在言語和行為上頂撞父母。任何平凡的事情或無心的話，都可能被他們另做解讀。因此我常常都會安慰妥瑞症孩子的家長：「相較於孩子平安長大，這些都是小事。」

這時的孩子就像刺蝟，想要與他好好相處，就得學會順著毛摸。我也經歷過同樣的事，柏穎因為症狀變得暴躁易怒，只要有事情看不順眼，就會在家裡又砸又踢，能摔的東西幾乎都摔爛。

舉例來說，他非常討厭接到學校老師的電話，電話拿起來就往地上摔。家裡的玻璃門也曾經被他踢壞，我的手臂上也有和他爭執時留下的指甲刮傷痕跡。

對於柏穎的行為，我照單全收，盡快釋懷。我會告訴柏穎，這樣的行為是錯的，其餘的就讓他自己思考，我不會硬碰硬或一直碎碎唸，而是用同理的態度與他站在一起。

我自己的經驗是，孩子真的會思考。直到現在，我還留著不少柏穎貼在浴室牆壁上的留言，上面寫的都是他知道自己做錯了、他會反省、他感到很抱歉，或是他對不起我……等這類的話。他不好意思當面道歉，所以就用紙條傳達自己的心情，有時候這些紙條還會被細心的塞進信封裡。

若把孩子臭罵一頓，反而會帶來反效果，試著同理、給他們冷靜思考的空間，孩子才有機會真的反省改過。

有家長會說：「難道我們就這樣一直屈服於孩子嗎？」、「這樣會不會讓孩子爬到我們的頭上？」我想說的是，很少有孩子打定主意就是要用差勁的態度來回應父母。所以，只要給孩子成長的機會，他就會改變。

孩子會在每一次的事件後，再次修正自己。我們也是這樣啊！我也常在爭執過後思考：「我剛剛這樣回他的話，是不是不太好？」給孩子機會做同樣的事情，給他們空間自己去學習。

妥瑞症孩子的父母在照顧孩子的症狀之餘，最重要的是幫助孩子了解自己的興趣，並且發現他們在某一方面所具備的專長。至於其他的生活常規、課業成績表現等，建議放低標準、學習自我調適，而不是要求孩子去適應我們。

有特殊生理或心理症狀的孩子，他們的身體承受著相當的無奈和痛苦，父母要能同理孩子的心境，盡可能的支持他，而不是加諸不切實際的期望在他們的身上。

我理解，對大多數的父母來說，這件事情真的很困難。但我和柏穎的爸爸，很早就不再看柏穎的課業成績。現在的入學方式比過去多元，孩子的學習機會也比過去多，父母不用那麼執著在孩子身體不適的當下，硬要他們跟上進度。

他們不是故意唱反調、不是故意不好好唸書，也不是故意要讓父母失望。我們能不能感受到孩子心中的痛苦？若我們能更同理他們，想法就會改變。

柏穎重生後，我對這個孩子的期待就只有平安健康，其他都是其次。柏穎是個很有企圖心的孩子，因症狀耽誤課業時，都會懊惱自己沒學到、進度又落後。柏穎的爸爸常常告訴他：「想讀書，任何時候都有機會，什麼時候開始學習都不晚。」這些話影響他很深，成為根植在他心中的信念：「雖然現在和別人有落差，將來還是有機會追上！」

我想起柏穎在國中、高中的時候，我天天在家待命，隨時準備接學校的電話。直到他上了大學，人際狀況明顯改善後，症狀也緩和下來。隨著他開始演講，也在這些分享過程中慢慢的長大，並且愈來愈成熟，而我的責任也逐漸輕省。

我很欣慰，也很慶幸自己一直很努力，沒有放棄這個家。

我在最低潮的時候，曾經想過要結束自己的生命。但仔細想了想，我怎麼能丟下這個家？如果我不在，誰可以撐起這個家？誰會像我這樣疼惜自己的孩子？

天助自助者，我們要振作，才會有人幫助我們。

20
十五年後，我寫給孩子的一封信

在柏穎最辛苦的那段日子，有很多話我應該告訴他，但卻沒有說出口。如果時間倒轉，讓我可以再當一次十五歲柏穎的媽媽，我很想這樣告訴他：

「柏穎，你的症狀是上天交付給你的某一種任務，也許將來可以因此幫助很多人。你非常辛苦，媽媽可以理解你的感受，但是繼續往前走，上天不會辜負你。」

你還記得國中入學考試嗎？你的智力測驗成績是全校第二名，雖然之後的資優班入學考試，你因為服用藥物的關係而睡著了，但你還是對自己的未來抱有遠大的志向。雖然身體限制了你的表現，我相信將來一定還有很多機會。

媽媽有一件事情沒有告訴你，你的國中校長曾經對我說：「柏穎非常聰明，以後想讀到博士都不會有問題。」當時我心裡覺得很不可思議，沒想到這位校長竟對你有如此高的評價。但，我其實並不意外，因為我一直都知道你的智商很高。

我曾對哥哥的課業非常要求，但是因為你的症狀，反而降低了對你的標準。但這並不代表我認為你不會有所成就，而是因為我知道你的症狀很多又很嚴重，所以不想讓你再承受壓力。

但，你的未來充滿無限可能，請不要放棄，繼續為自己努力！

雖然時間不曾為我們停留，但是我們卻很感謝曾經對柏穎伸出援手的每一位貴人，讓我們可以在有限的生命裡，得以感受到人生的燦爛與美好。

現在的柏穎夠強壯，可以自己面對生命中的大小問題，想辦法突破、解決困境，這是非常難能可貴的特質。這個孩子不再讓我像過去那樣天天掛心，他有自己處理事情的方式，也很積極的安排自己的生活，各方面都很努力，也很有上進心。

看到柏穎持續幫助和他一樣有妥瑞症的孩子，特別是在獲得總統教育獎之後，這份殊榮也賦予他更大的使命。

我相信教育的力量，若我們能從教育的層面來改善這些孩子的處境，有朝一日，或許可以讓每個有特殊需求的孩子，都擁有同等的學習機會，並且也都可以被妥善的關懷和照顧。

每一個孩子都獨一無二，不論他們生來是什麼模樣。妥瑞症也好、先天的殘疾也好，他們都需要這個社會更多的包容、理解與認同。若我們能幫他們一把，那怕僅僅是一個善意的眼神、一句簡單鼓勵的話，都可以讓他們活得更幸福。

總有一天，他們也能找到自己的長處和潛能，在有限的生命裡，活出精采的一片天。

定位點 009

人生何必妥協

就算跟別人不一樣，也要活得理直氣壯

作者｜曾琮諭（曾柏穎）
文字撰述｜莊堯亭
責任編輯｜王淑儀
協力編輯｜李佩芬、莊堯亭
攝影｜曾千倚
內文設計、排版｜賴姵伶
封面設計｜黃育蘋
行銷企劃｜溫詩潔

天下雜誌群創辦人｜殷允芃
董事長兼執行長｜何琦瑜
媒體暨產品事業群
總經理｜游玉雪
副總經理｜林彥傑
總監｜李佩芬
副總監｜陳珮雯
行銷總監｜林育菁
版權主任｜何晨瑋、黃微真

出版者｜親子天下股份有限公司
地址｜台北市 104 建國北路一段 96 號 4 樓
電話｜ (02)2509-2800　傳真｜ (02)2509-2462
網址｜ www.parenting.com.tw
讀者服務專線｜ (02)2662-0332　週一～週五
09:00~17:30
讀者服務傳真｜ (02)2662-6048
客服信箱｜ parenting@cw.com.tw

法律顧問｜台英國際商務法律事務所 ・ 羅明通律師
製版印刷｜中原造像股份有限公司
總經銷｜大和圖書有限公司　電話｜ (02)8990-2588

出版日期｜ 2023 年 11 月第一版第一次印行
定價｜ 400 元
書號｜ BKELS 009P
ISBN ｜ 978-626-305-638-1（平裝）

國家圖書館出版品預行編目 (CIP) 資料
人生何必妥協？: 就算跟別人不一樣 , 也要活得理直氣壯 / 曾琮諭 (曾柏穎) 作 . -- 第一版 . -- 臺北市 : 親子天下股份有限公司 , 2023.11
264 面；　14.8 × 21 公分 . -- (定位點 ; 9)
ISBN 978-626-305-638-1(平裝)
1.CST: 妥瑞氏症 2.CST: 病人 3.CST: 傳記 4.CST: 通俗作品

415.9896　　112018802